JN334005

歯科医院経営
実践マニュアル

# 心理セラピストが贈る
# 魔法のコミュニケーション

㈱メディカルヒーリング研究所
医学博士　心理セラピスト
水木　さとみ　著

クインテッセンス出版株式会社　2008

Tokyo, Berlin,Chicago, London, Paris, Barcelona, Istanbul, Milano, São Paulo, Moscow, Prague, Warsaw, New Delhi, Beijing and Bukarest

# ●はじめに

近年、大都市・地方都市を問わず、街を歩けば、至る所に歯科医院の看板が見られ、まさに歯科医院林立の呈をなしています。その数は、コンビニエンスストアよりも多いといわれるほどです。

こうした歯科医院過剰時代に、患者さんは、なぜ他の歯科医院ではなく、あなたの歯科医院を選んでいるのでしょうか？ 技術的な満足度や清潔感という条件を満たしているということは、大きな理由としてあげられるでしょう。

同時に、患者さんが他の歯科医院ではなく、あなたの歯科医院に「通院したい」という気持ちになるのには、心理的なニーズも大きく影響しています。この患者さんの心理的ニーズを探るためには、患者さんを十分理解していく必要があります。これは、一見、たやすいように感じますが、実は口でいうほど簡単ではなく、とても奥深いものがあります。

人は、ものの見方・感じ方・とらえ方がそれぞれ異なる生き物であり、人と人との関係性の中では、さまざまな心理的な現象が生じ、誤解や思い込みで患者さんを認識してしまうことも少なくありません。

本書では、患者さんの心理的ニーズを満たし、信頼関係を深めた上で、効果的なアプローチを実践していくために、筆者が、長年、医療現場にて心理カウンセリングを実践し、培ってきたノウハウ、コミュニケーション実践法を紹介しています。

さらに、数多くの歯科医療分野でのコミュニケーション研修を実施させていただいた経験を通して構築した、患者さんへのラポールの形成・動機づけ・コンプライアンスの向上、さらにリスクヘッジ・リスクマネジメントに至るまで、やさしい心理学・行動科学にもとづいた実践的なノウハウをお伝えいたします。

私は、こうした患者さんとのコミュニケーションは、歯科医師だけが受け持つのではなく、コミュニケーションのプロのとしての「ホスピタリティ・カウンセラー（ＨＣ）」を育成し、受け持たせるべきであると考えています。もちろん、呼称・肩書きにこだわらず、スタッフの誰かがコミュニケーション技法・カウンセリング技法を習得し、適切に患者さんに対応できれば、それでもかまいません。

いずれにしても、マニュアルを超えたコミュニケーション！　その実践法をマスターし、今日からの診療にぜひお役立ていただければ、著者として望外の喜びです。

２００８年２月１日

医学博士・心理セラピスト
水木　さとみ

## 第1章　患者さんへの心理的理解を深める／11

## 第4章 患者さんが抱く葛藤への対応と動機づけ／75

イラスト：伊藤　典

# 第1章

# 患者さんへの心理的理解を深める

# 1 初診時の患者さんの心理的なニーズを知る

いろいろな症状をもつ患者さんは、さまざまな想いをもって歯科医院にやってきます。そこには、必ず患者さん独自の来院する心理的な理由が存在しています。

患者さんは、なぜ〝他のクリニック〟ではなく、〝あなたのクリニック〟に来院したのでしょうか。

ある患者さんは痛くない治療を求め、それを期待して、他のクリニックではなく、あなたのクリニックに来院します。ある患者さんは費用的な面を心配し、そのことを相談したいために、他のクリニックではなく、あなたのクリニックに来院します。

また、ある患者さんは、時間をかけて十分な説明をしてくれること、セカンドオピニオンへの理解を望んで、他のクリニックではなく、あなたのクリニックに来院します。

そして、ある患者さんは多忙なスケジュールの中、時間的な効率を考慮してくれることを期待し、他のクリニックではなく、あなたのクリニックに来院します。

さらに、ある患者さんは自分の話を十分聴いてくれることを期待し、他のクリニックではなく、あなたのクリニックに来院します〔図表1〕。

〔図表１〕　患者さんが来院する理由とは

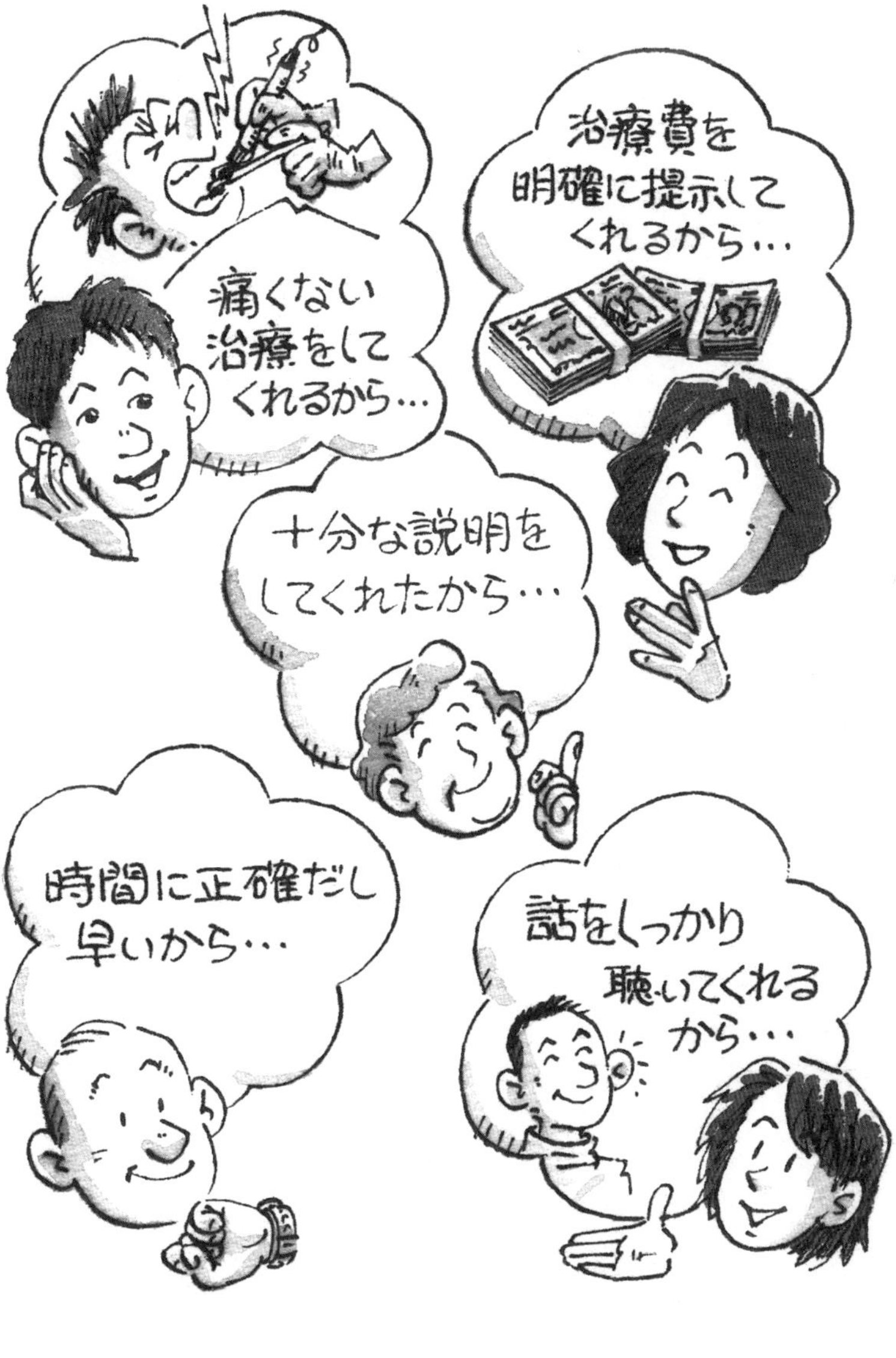
痛くない治療をしてくれるから…
治療費を明確に提示してくれるから…
十分な説明をしてくれたから…
時間に正確だし早いから…
話をしっかり聴いてくれるから…

このように、患者さんはそれぞれ独自の想いをもって、あなたのクリニックに来院しているのです。

そして、その期待が満たされるか否かということが、患者さんにとって心理的に心地良い空間として認識されるかどうかを決定づけます。

もし、私たちがこのことに気づかず、患者さんは、ただ単に歯の治療を目的に来院したと認識したなら、患者さんの奥底に存在する〝心理的なニーズ〟を見過ごしてしまうでしょう。患者さんが来院するにあたっての動機、そこに伴うさまざまな心理を知ることは、患者さんへの理解を深め、その後の信頼関係に大きく影響していきます。

私たちが初診時の患者さんに対して、こうした患者さんの想いを理解し、心地良い空間を提供することができたなら、患者さんにとって信頼のおけるクリニックとして印象づけられるでしょう。

人は、心理的に安心できる関係、心理的に安全な場所が確保されたとき、初めて本音が話せるものです。患者さんの本音を聴くことで、心の奥底に存在するニーズに触れることができます。このニーズを満たしていくことへの努力こそが、ホスピタリティに富んだおもてなしとなっていくことでしょう。

これは、治療をすすめるにあたって必要とする信頼関係構築の第一歩である、といっても過言ではありません。

# 2 初診時インタビューがなぜ大事なのか？

## 1　初診時インタビューはスタッフが行う

初診時の患者さんに、安心して治療を受けていただくにあたっては、患者さんへのインタビューが不可欠です。

人の行動には、必ずその人独自の理由があり、そこにはその人自身の欲求が存在しています。言い換えれば、患者さんが来院したという行動の中には、必ずその患者さんにとって、何らかの期待が存在しているのです。そして、この期待が叶えられそうであると認識することで、患者さんのモチベーションが高まり、確実にあなたのクリニックで治療したいという想いが強まるのです。

私たちクリニック側ができることは、こうした患者さんの心理的な背景を十分理解した上で、効果的な対応をすることです。それが、患者さんに安心感をもたらし、モチベーションを深め、やがては患者満足度を高めていきます。その手段としてコミュニケーションがあるのです。

ですから、患者さんの心理的ニーズを理解するために、まず初診時インタビューをおすすめします。

初診時インタビューは、できれば歯科医師以外の医療従事者、つまり、歯科衛生士・デンタルスタッフ・デンタルコーディネーター・デンタルカウンセラーなどの方々がおすすめです。

その理由は、ご周知のとおり患者さんの心理を考えますと、「治療をしていただくであろう、初めて会う歯科医師に失礼があってはいけない」「先生に嫌われたくない」といった患者さんの心理から生じる心理的防衛は、本音を話すことを妨げ、患者さんの本当のニーズが見えてこないことが少なくないからです。

また、歯科医師は治療に専念しなくてはならないことから、拘束される時間的な配慮も重要です。患者さん側からみると、こうした忙しい先生に気づかい、思っていたことが少ししか話せなかったということが、臨床の場で多く見られます。

こうした歯科医師と患者さんとの関係は、患者さんの想いやニーズが治療者に伝わらないばかりではなく、双方に思い込みや誤解を招き、コミュニケーションのチャンネルが合わないまま治療がすすめられていきかねません。

その延長線には、患者さんの中で心の葛藤が生じ、信頼関係が崩れ、やがてモチベーションが低下するといった状況が待っています。

〔図表2〕　**初診時インタビューの目的**

1）初診時の患者さんの心理的安心を確保する
2）患者さんのニーズを理解する
3）患者さんの情報を収集し，主治医へ正確に伝達する
4）患者さんから得られた情報をクリニック全体で共有する
5）個々の患者さんに対しての理解を深める

## 2　ホスピタリティ・カウンセラー（HC）を養成する

これらのことを考えますと、歯科医師以外のコミュニケーションのプロを養成することが、チーム医療を確立する上で、相乗効果をもたらしていくことは間違いありません。

初診時インタビューの目的は、初診時の患者さんを歯科医師につなげる前の段階で、患者さんへの心理的安心を確保し、患者さんの奥底に存在するニーズを理解することです。そして、インタビューを通して、患者さんの重要な情報を正確かつ的確に収集し、その内容を正しく歯科医師に伝えることにあります。

さらに、インタビューから得られた患者さんの情報を、クリニック全体で共有していくことで、個々の患者さんに対してホスピタリティに富んだ対応を確立していくことにあります〔図表2〕。

患者さんの立場に立った心のこもったコミュニケーションを目指して、その重要な役割を果たすスタッフを、筆者はその想いを込めて、ホスピタリティ・カウンセラー（以下、HC）と呼ぶことにします。

# 3 患者さんの心理的安心を得る位置と距離とは……

〔目的〕患者さんが話しやすい環境、心地良いコミュニケーションをしていただくために効果的な環境を設定します。

## 1　人が心理的に安心する位置

はじめに、初診時インタビューにあたって、患者さんの心理的安心を得る位置と距離についてお話ししましょう。

何気ない配慮ではありますが、コミュニケーションをしていく上で、患者さんの無意識に働きかけ、心理的緊張を緩和する効果があります。

では、まず、個室での患者さんとＨＣの面接の位置関係について考えてみましょう。その前に〔図表３〕の問題を考えてみてください。

〔図表３〕　患者さんが心理的に安心する個室での位置関係

＜問 題＞

下図は個室での患者さんとHCとの面接の位置関係を示します。○は患者さん、●はHCを表します。この中で、患者さんが心理的に安心して話せる位置関係は次のうちどれでしょうか？

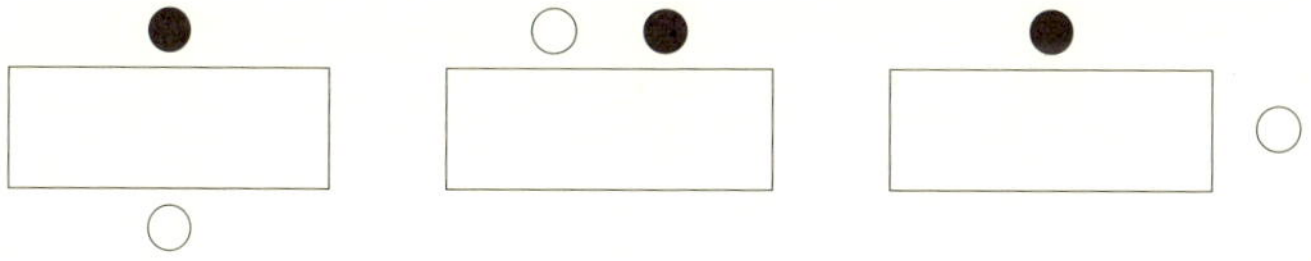

〔A〕　〔B〕　〔C〕

一般的には〔C〕が正解となります。教科書的にもカウンセリングをする際に、カウンセラーとクライアント（相談者）が、このように90度の位置にあるのが理想とされています。これは、お互いの視線が影響する緊張感という視点から説明がすることができます。

〔A〕は対面式の位置を表します。この位置関係では、患者さんとHCが真正面を向き合い、目と目がしっかりと合った状態になります。患者さんによっては、HCの視線を強く感じるため、コミュニケーションをしていく上で緊張が強まっていきます。

〔B〕は横に並んだ状態です。この位置関係は慣れ親しんだ間柄であれば、あたたかく感じる位置関係を示します。しかし、初対面では逆に緊張感が強まります。

それに対して〔C〕は、患者さんが自由に適度

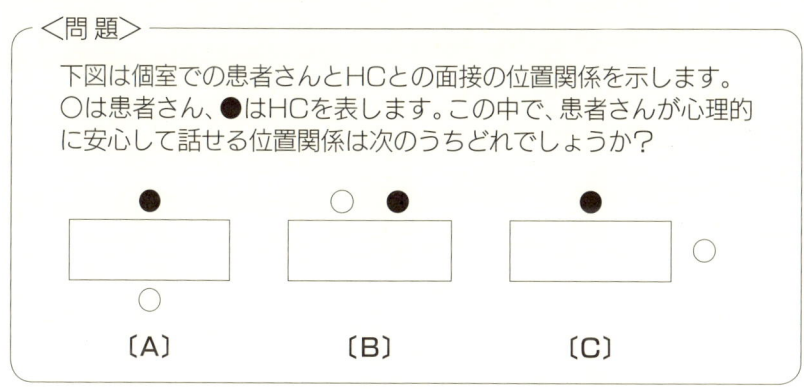

に視線をずらしながらも、必要なときには視線を合わせることができる位置関係にあります。患者さんにとっては、もっとも話しやすい位置関係といえるでしょう。

しかしながら、筆者が数多くのコミュニケーション研修の中で、実際に多くの受講者の方々に、この位置関係を体験していただき、「初対面の相手との位置関係において、もっとも心地良いと感じられる、あるいは緊張しない位置関係は……」という質問に対して、受講者の方々の回答は、それぞれ〔A〕・〔B〕・〔C〕にわかれました。また、国は変わって中国は上海で実施させていただいたコミュニケーション研修においても、結果は同様だったことに興味深いものを感じました。

このことから、一般的に話しやすいとされる基本的な位置関係はあるのですが、人それぞれ、感じ方・感覚は異なるものであるいうことを前提に考えますと、心地良い位置関係とは、人によって変わってくるということがいえそうです。

筆者自身も、長年、医療現場における患者さんへの心理カウンセリングを通して、患者さんにとって心地良いと感じる位置関係は、それぞれ異なっていることに気づいておりました。

心理カウンセリングの現場では、患者さんの表情・視線などの非言語的メッセージ（言葉以外からのメッセージ、しぐさ・表情・態度など）を注意深く洞察することで、患者さんの緊張感の度合いがこちらに伝わります。こうした患者さんを洞察した上で、位置関係

〔図表4〕　患者さんに合わせた心理的安心を配慮した個室での位置関係

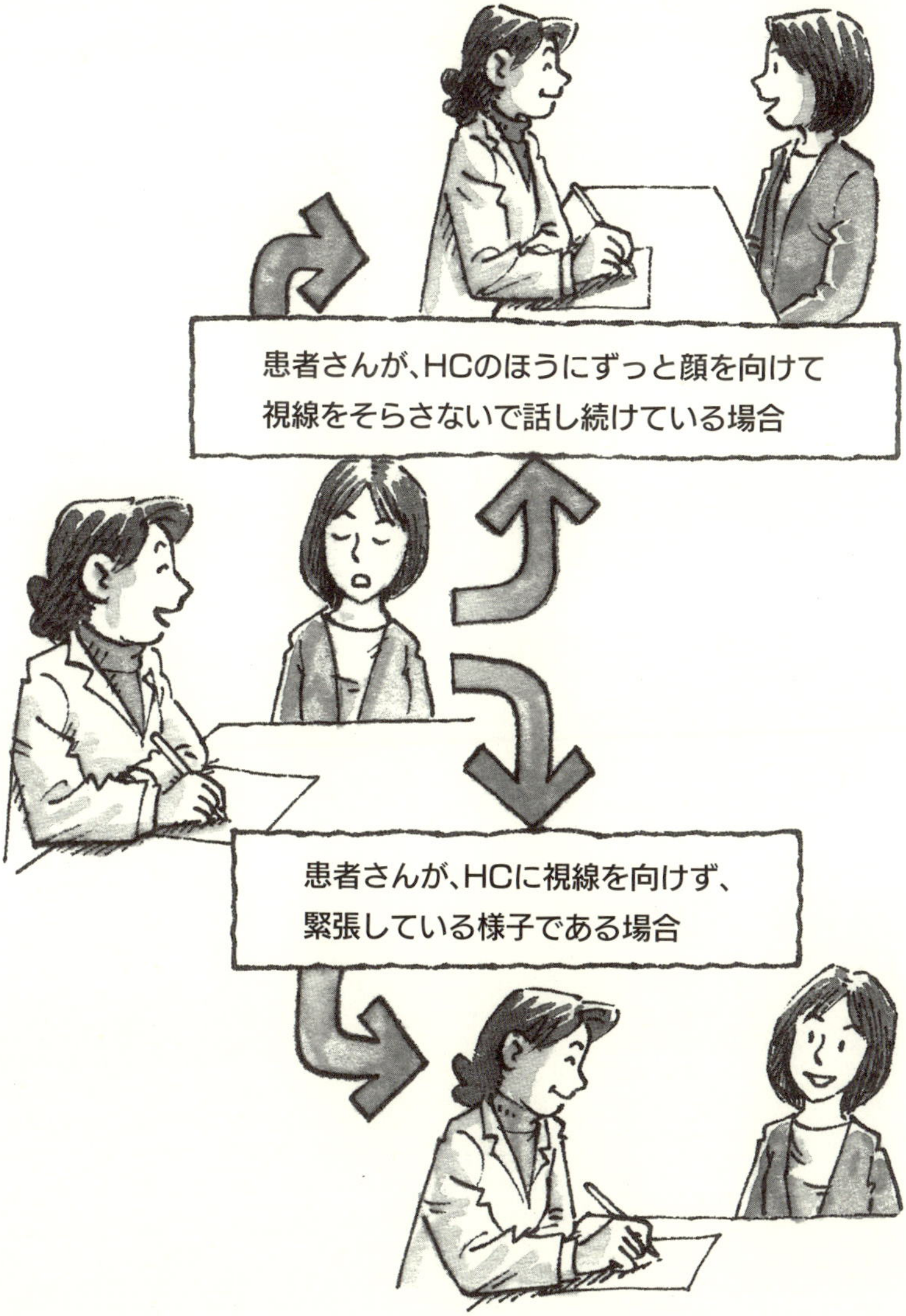

に変化をつけてみることにしました。

まず、初診時の患者さんに対して、患者さんに向けてどの位置に座りたいかを、直接患者さんに聞いてみることにしています。ほとんどの患者さんは「どこでもかまいません」との返事が返ってきますので、筆者は最初に〔C〕の位置関係をとり、患者さんの視線に意識を向けることにしています。

もし、患者さんが顔をずっとこちらに向けたままの状態で話しているようでしたら、タイミングのよいところで〔A〕の位置関係に移動します（あるいは次回のカウンセリングから〔A〕の位置をとります）。

逆に、目をずっとそらしている状態であれば、筆者の視線を強く感じるという判断をします。この場合、必要以上に患者さんに視線を向けずに、あたたかい気持ちをもって対応していきます。

このような患者さんの視線は、無意識的に表れる動作であり、ここに患者さん本来の心地良いとされる心理的位置の情報が隠されているのです。患者さんに合わせて決める位置関係をとると、時間とともに患者さんの緊張が緩和されていくのが確実に伝わってきます〔図表4〕。

このように、心理療法の初診時面接においても、それぞれの患者さんにとって、もっとも心地良いとされる位置関係には相違があります。

患者さんが安心して話しやすい環境を提供していくために大切なことは、患者さんの状態をこちらがいかに迅速にキャッチして、患者さんに合わせた効果的な位置関係を確保していくかということです。

（詳細は第2章で述べますが、人と人との心地の良い感覚とは、言語よりもむしろ言葉ではない非言語的メッセージから伝わります。非言語的メッセージからの情報は、信頼関係構築においてもっとも重要なポイントとなります）

## 2　ユニットでの心理的に安心する患者さんの位置

では、次にユニットでお話しする場合について考えてみましょう。

個室でのインタビューは、患者さんの立場を考えると理想的ではあります。しかしながら、インタビューをするにあたって、絶対的に個室でなくてはならないというのも、少々強引な気がします。

環境的に個室完備が困難な場合は、個室ではできないユニットの利点を利用したインタビュー方法がありますので、ここでご紹介しましょう。

そのために、まずユニット独自の条件を利用した効果的な位置関係を考えてみましょう。そもそもユニットに設置されているチェアは、自由に動き回れる機能を持ちます。これを利用して、それぞれの患者さんに合った位置に移動し、そこでお話をしていきます。

〔図表5〕患者さんに合わせた心理的安心を配慮したユニットでの位置関係

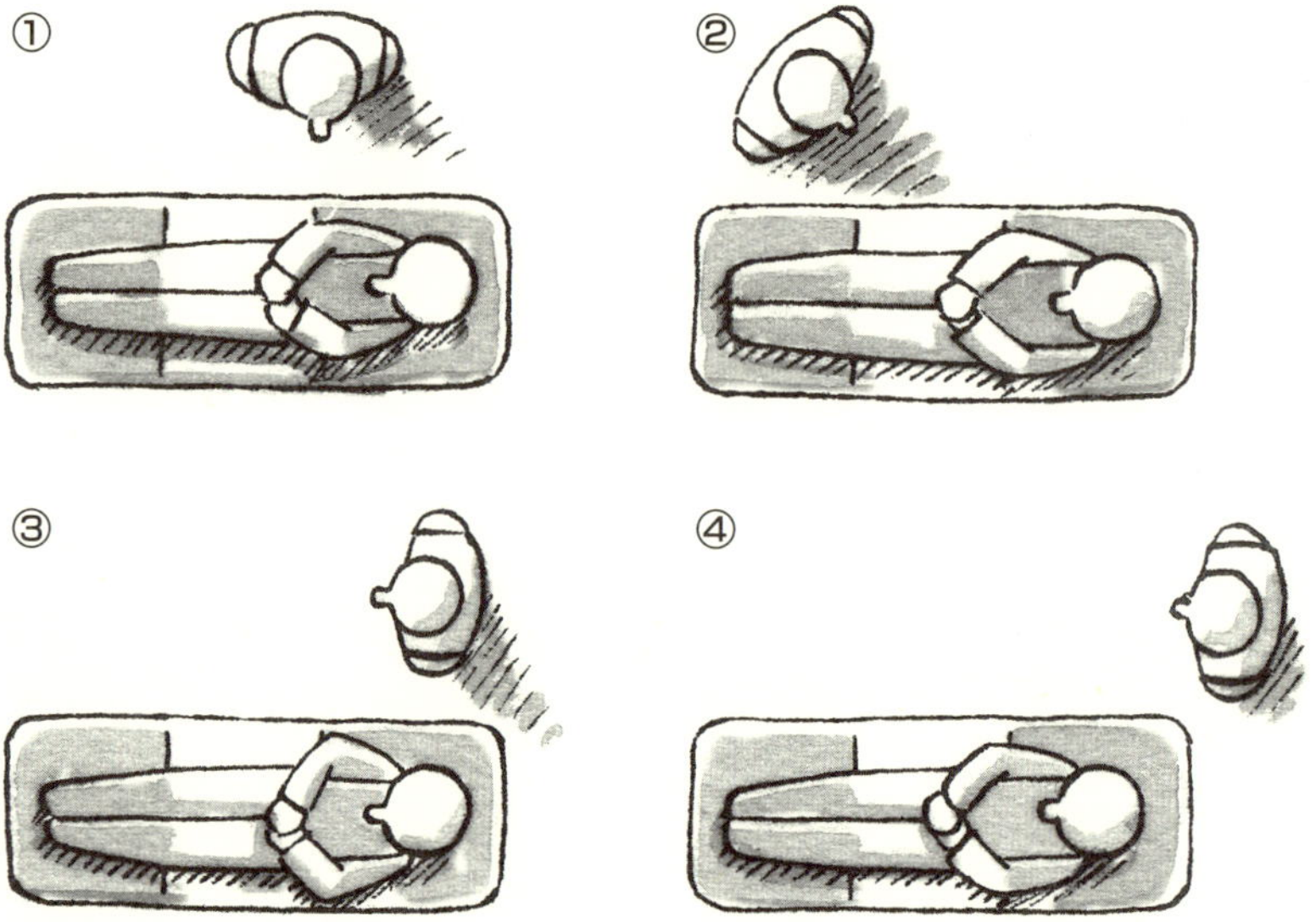


具体的には〔図表5〕のとおりになります（なお、この方法は、初診時の患者さんという設定に限らず、診療中のちょっとしたコミュニケーションの際にも、大いに活用していただくとよいでしょう）。

ユニットは起こした状態で、患者さんに座っていただきます。HCは、①の位置に座ってみましょう。これは、前述した個室面接時における〔C〕の位置を意味します。

〔C〕の位置は、一般的かつ基本的な面接時の位置関係ですが、その位置でユニットに座っていらっしゃる患者さんの視線や動作をよく観察してみましょう。

患者さんの顔が横を向き、常にＨＣのほうを向いたまま話し続けるのであれば、それは患者さんがしっかりと向き合って話したいという気持ちの表れです。ＨＣは、さりげなく②の位置に移動し、患者さんと顔を合わせたままお話を聴き続けてください。

この位置関係は、前述した個室面接における〔Ａ〕を意味します。この患者さんとの位置関係は、個室面接での位置関係と違って、面と向き合うという位置から少しずれるため、患者さんにとっては心地良く感じられることも多いようです。

また逆に、①の位置で、患者さんがＨＣに視線を合わせることを避け、いろいろな方向に視線を向けながら話すようであれば、それは、患者さんにとって人と話すことに対して少々抵抗があるのか、苦手とするのか、あるいは、少々緊張が伴っていると予測してください。

このときＨＣは、さりげなく③の位置に移動しましょう。そして、患者さんと視線は合わなくても「患者さんの側にいますよ」「寄り添っていますよ」というあたたかい気持ちをもって患者さんのお話を聴き続けてください。不思議なことに、その想いは必ず患者さんに伝わっていきます。

④はいうまでもなく、患者さんとの位置関係において避けたいパターンです。患者さんの視界にはＨＣが入りません。患者さんは、自ら話そうという気持ちが低下してしまう危

険な位置関係ですので気をつけましょう〔図表５〕。

## ３　患者さんが心理的に安心する距離

では、次に患者さんが心理的に安心する距離について考えてみましょう。

心理学的には、人と人との心理的な距離は、その間柄、関係性によって異なることが示されています。

人と人との違和感のない距離は次のとおりです〔図表６〕。

●０～45㎝の距離は親密な関係の距離。これは恋人同士やもっとも親しい関係であれば違和感のない距離となります**（親密距離）**。

●45～１２０㎝の距離はごく普通に個人的な対話をするときの距離。これは個人面接や友人同士が喫茶店でお話をする際には違和感のない距離となります**（個体距離）**。

●１２０～３６０㎝の距離はビジネスライクの距離。これは会議やビジネスにおける集団での話し合いで対話をするときには違和感のない距離となります**（社会的距離）**。

●３６０㎝以上の距離は多数の人たちが関わり合う距離。これは講演会場などで大衆と関わり合う状況、または道路の向こうに他人がいるといった距離となります**（公衆距離）**。

〔図表6〕　人と人の心理的距離

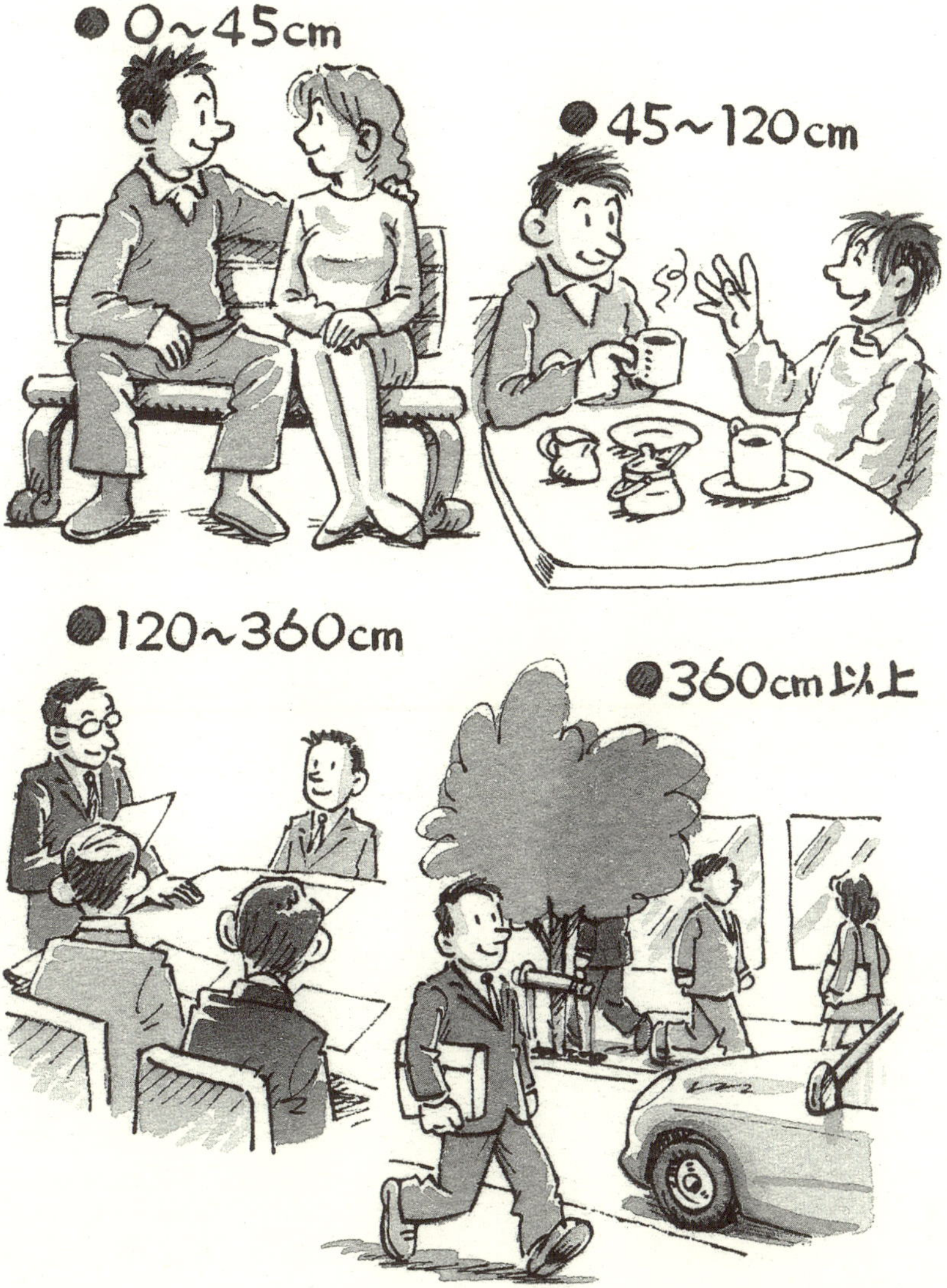

〔図表7〕　初対面でも親密距離

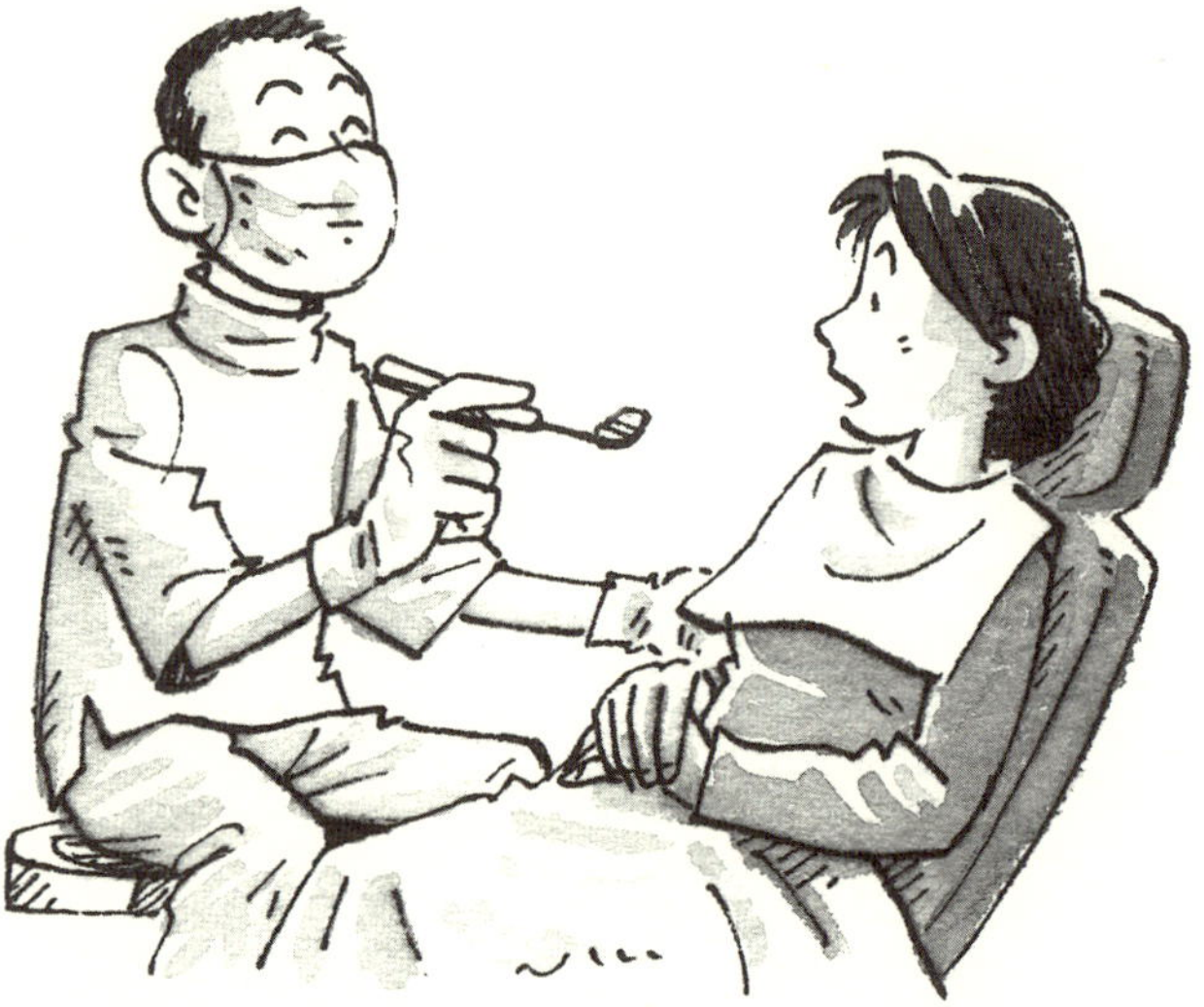

クリニックにおいては、この心理的距離はどうでしょうか。

ここで気づくのは、個室でのインタビューの際は個体距離の関係にありますので、初対面の患者さんにとっても、違和感のない距離といえましょう。しかし、ユニットとなるとどうでしょう。

医療者側は、日常的にユニットで患者さんと接していることが多いため、この距離にあまり抵抗なく接することができますが、患者さんにとっては、初対面の人といきなり親しい間柄である親密距離をとることになります〔図表7〕。

こうした環境は、患者さんにとって少し緊張が伴いますから、ユニットでの対話では、患者さんの視線を敏感にキャッチして、術者あるいはHCが、患者さんに合わせた位置に移動するようにすべきです。

# 4 問診用紙を活用した効果的なコミュニケーション

〔目的〕患者さんの奥底に存在する心理的なニーズを把握するために、問診用紙を通して効率的かつ効果的なコミュニケーション方法を獲得します。

初診時の患者さんへの問診用紙は、治療をしていく上で非常に重要な情報源となります。患者さんが記入してくださった問診用紙を通して、既往歴や全身の健康状態と口腔内との関係性、服薬の有無や現在の症状に至るまで、その質問から詳細にわたって患者さんの口腔内および全身の状態に関する情報を読みとることができます。

ここでは、従来の問診用紙に加え、患者さんの心理状態にも目を向け、クリニックに対する期待を理解し、患者さんが心理的に安心して治療にのぞんでいただくために、問診用紙を通して、効果的な質問方法を導入したコミュニケーションについてご紹介していきましょう。

なお、問診用紙は、それぞれのクリニックの皆さまが工夫なさり、臨床を通してオリジナル性をもった内容が構築された大切な資料であると理解しています。ですので、今ある問診用紙は、どうぞそのまま大切にご使用になってください。ここでは、患者さんへの心理的アプローチを考えるにあたって、従来ある問診項目に追加する形で活用していただければ十分と考えています。

加える内容は、患者さんの負担を考えますと、項目が少なく簡潔な内容が理想的です。

次に、いくつかの項目と、それを活用してのコミュニーションをご紹介いたしますので、それぞれのクリニックに必要であると思われた項目を取り入れて、活用していただくことをおすすめします。

### 1　患者さんに向けての質問の理由とお願い

問診用紙の記入にあたっては、患者さんにとって、なぜその質問をされるのかという理由を理解していただく必要があります。患者さんが納得されないままにすすめていくことで、誤解が生じてしまいます。記入項目の前に、必ず、質問することの理由を述べておきましょう。

もちろん、従来の問診表に記載されていれば、あえて重複する必要はありませんが、質問項目を別紙で活用するのであれば、次のように「理由とお願い」について、簡潔に記載するとよいでしょう。

**〈記入例〉**

当クリニックでは、患者さんを十分理解し、患者さんを尊重した診療を目指しております。つきましては、次のご質問にご協力いただきますようお願い申し上げます。

## 2　ＨＣあるいは質問者の自己紹介

患者さんに記入していただいた問診用紙を活用して、いよいよインタビューがはじまります。初診時インタビューをはじめるにあたって、まずは自己紹介を必ずしましょう。胸につける名札には「ホスピタリティ・カウンセラー（ＨＣ）〇〇」と、役割と名前が明記されたものが理想的です。そして、クリニックにおける役割を簡潔に患者さんにお伝えするマナーも重要です。

**〈自己紹介例〉**

「はじめまして、本日、担当させていただきますホスピタリティ・カウンセラーの工藤と申します。よろしくお願いいたします。

当クリニックでは、患者さんが安心して治療を受けていただくことを願って、私、ホスピタリティ・カウンセラーが、患者さんとお話をさせていただいております。治療に関してお困りのことやご心配なこと、気になることや不安な点、またはご相談したいことなどがございましたら、いつでもお気軽におっしゃっていただくことを願っております。

　本日は、先ほど、記入していただきました問診用紙を元に、お話を聞かせていただきたいのですが、よろしいでしょうか」

### 3　ニュートラルな姿勢で聴く

　HCは、常に〝中立な姿勢〟で患者さんのお話を聴かなくてはなりません。

　〝中立な姿勢〟とは、自分の想いや意見・感情を横におき、あくまでもニュートラルな姿勢で、患者さんの世界を共有して聴いていく姿勢を意味します。

　さらに、コミュニケーションは「こちらがいかに話すか」ということではなく「患者さんにいかに話していただけるか」ということが重要です。患者さんの情報を的確に得ることで、コミュニケーションの質が高まります。

　それでは、患者さんに記入していただいた問診用紙を元に、コミュニケーションを深めていくことにしましょう。ここでのコミュニケーションの意義は、患者さんのニーズを再確認すると同時に、患者さんの抱く不確かな想いを明確にし、治療に向かって、患者さん自らが純粋な自己決定していく支援をしていきます。

## 4　質問項目とインタビュー例①

**〈質　問1〉**
**当クリニックは何でお知りになりましたか？**
**①知人の紹介・家族の紹介　②インターネット　③広告　④その他（　　　　）**

**〔質問事項の意義〕**

この質問事項は、来院した動機を聴いています。表面的な項目の内容を問題としているのではありません。患者さんが〝**何に響いて来院したか**〟ということが重要なポイントになり、そこに、患者さんの心理的ニーズが隠されているのです。

左は、患者さん（山田さん）の記入例です。患者さんの選んだ項目にもとづいて、心理的なニーズを探る質問方法をインタビュー例でご紹介しましょう。

**〈質　問1〉**
**当クリニックは何でお知りになりましたか？**
**①知人の紹介・家族の紹介　②インターネット　③広告　④その他（　　　　）**

**〔インタビュー例〕**

H　C「お知り合いの方からのご紹介で、当クリニックにお越しいただいたのですね？」

山田さん「そうなんです。職場の同僚から、こちらのクリニックの評判を聞いていたものですから……」

H　C「それはありがとうございます。ところで、**①お知り合いの方のお話から、山田さんご自身が、こちらに来院しようと思われたのはどのようなことでしたか？**」

山田さん「**知人は、とても治療に満足していましたよ。とくに、治療の前にていねいな説明をしてくれて、考える時間も十分与えてくれたことがよかったようです。それを聞いて、僕も行ってみようかと思ったのです。**

　とにかく歯の治療もいろいろな方法があるようだし、専門的なことはよくわからないんですよね。実は、僕の友人にも多くの時間と費用をかけて治療したものの、後からいろいろな人からの話を聞いて、後悔している人もいるんです。疑問が解消されないまま治療を受けた、本人にも責任はあるとは思いますがね……でも、結局、患者にとっては治療に関してはド素人ですから。それと……こんなことをいってもいいのかな……」

HC「**②どうぞ、ご心配なくお話を続けてください**」

山田さん「言いにくいことなのですが、高額な治療はそれだけ良いことは理解できるのですが、正直、僕たちサラリーマンにとっては高額な治療費を支払うのは大変です。そこのところも重要なんです（笑）」

HC「おっしゃるとおりですね。よく理解できます。**③それについて、もう少し具体的にお話しいただけますか？**　何かご希望がございますか？　あるいは、ご質問やご相談したいことなどがございましたら、何でもおっしゃっていただければと思います」

山田さん「そうですね……。僕も質の高い治療を受けたいという希望は強くあります。歯は大切ですからね。けれども、焦って急いで治療にとりかかりたくないのです。できれば、じっくり考えさせてもらう時間がほしいのですね。先ほど、友人の話もしましたが、後悔しないためにも、本当にこの治療で良いのかという疑問をすべて解消していくためには、あらゆる情報がほしいですね」

HC「お話しくださいましてありがとうございました。山田さんのお話はとても理解できました。歯の治療は複雑ですし、専門的なことはご理解しにくいことが多くあるかと思います。また、治療方法や材質によっても、費用も変わってきますので、患者さんがご心配されるのは無理もありません。

私たちも、山田さんが十分納得された上でご満足いただく治療であってほしいと願っています。**④山田さんにご満足していただく治療を受けていただくにあたって、その過程を十分大切にしていきたいと思います。主治医にもその旨、お伝えさせていただきまして、対応させていただきます。**

**それでは、具体的なご提案なのですが、本日は山田さんのお口の中を拝見させていただきました上で、まず主治医から、治療方針のご説明をしていただきましょう。専門的な立場からのご提案も含めてさせていただき、緊急を要する症状でない限り、まずじっくりとお考えになって、ご心配なこと、わかりにくかった点を整理していただきまして、次回、もう一度、お話をするお時間をいただきまして、その際、ご一緒に考えていくのはいかがでしょうか？**

**私に可能な点は、私がお答えさせていただきますし、主治医に確認したい事項がございましたら、私のほうで確認いたしましてお伝えしたいと思います。段階的にお話をすすめながら、山田さんにご確認をしていただきまして、十分納得された時点で治療に入る、という流れではいかがでしょうか？**」

山田さん「それはありがたいですね。そうしていただければ本当に助かります。保険外の治療であれば、一度、妻とも相談したいと思いますし……」

HC「かしこまりました。では、さっそくその旨、主治医には十分お伝えしておきますのでご安心ください。また、お話は奥様もお聞きになることは可能ですので、必要であればおっしゃってください。他に何かご要望はございますか？」

山田さん「そうですね。できれば治療の説明を簡単なメモでもいいですのでいただけたら嬉しいです。僕なりにもう一度、内容を消化して、次回、疑問な点がありましたらうかがいたいと思いますので……」

ＨＣ「かしこまりました。では、そのようにさせていただきます」

では、患者さんとＨＣとの対話の流れをみながら、解説していくことにします。

まずこの患者さんの来院動機について触れていきます。患者さんが他のクリニックではなく、あなたのクリニックに来院したという理由です。言い換えれば、患者さんの心理的ニーズです。

問診表の「当クリニックは何でお知りになりましたか？」というチェック項目では、患者さんは「知人の紹介」に○印をつけていました。ここで想像できることは、知人のお話から、患者さん自身が来院したいと思わせる内容が存在していたということです。その情報こそが患者さんの心理的ニーズとなります。

その情報を得る具体的な質問として、ＨＣは、まず患者さんに「**お知り合いの方のお話から、山田さんご自身が来院しようと思われたのはどのようなことでしたか？**」とうな

〔図表8〕　患者さんの心理的ニーズを探る

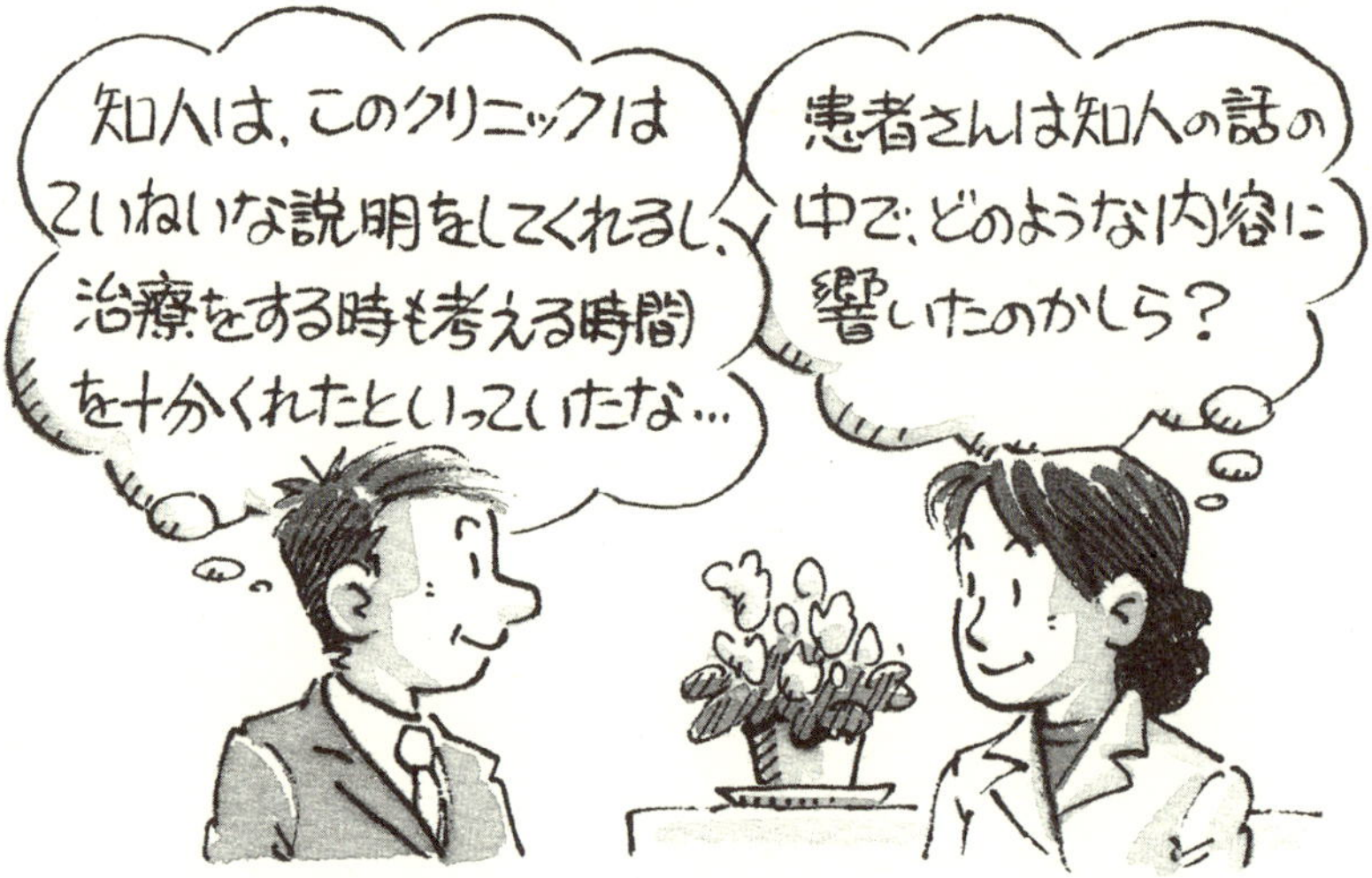
知人は、このクリニックは
ていねいな説明をしてくれるし、
治療をする時も考える時間
を十分くれたといっていたな…
患者さんは知人の話の
中で、どのような内容に
響いたのかしら？

がしました。この質問は、患者さんの心理的ニーズを明確にしていく質問方法です。

患者さんは、知人の体験談を例に「**ていねいな説明と、治療をしていく上で考える時間を十分くれたこと**」と答えました。これが来院するための心理的な動機となります。言い換えれば、患者さん自身もそのように扱われたいというメッセージが存在し、患者さんの心理的ニーズはここにあります〔図表8〕。

さらに、「こんなことをいっていいのかな……」と、いいにくそうにしていた患者さんに対して、HCは「**②どうぞ、ご心配なくお話を続けてください**」とうながしました。これは、会話の流れをスムーズにしていくためにうながす方法です。カウンセリングテクニックでは、促進（facilitation）といいます。

そして、金額的な内容にも対話はすすみました。患者さんは、初めはいいにくそうでしたが、本音を話すということは、この患者さん自身が安心できる環境と安心できる関係性であると感じたからだといえます。

ＨＣは、費用に関しての内容は、この患者さんにとって重要なポイントであると判断し、**「③それについてもう少し具体的にお話いただけますか？」**と質問を続けました。この質問法は明確化（clarification）といい、患者さんの話す内容を明確に理解すると同時に、さらに詳しい情報を得たいときに効果的です。

患者さんの回答は、友人のように後悔したくないという想い、自ら質の高い治療を受けたいものの、それを決定づけるあらゆる情報がほしいこと、そのための十分な考える時間を確保したいというものでした。

心理学的なスタンスから説明するならば、この患者さんは〝質の高い治療を受けたい〟という意識があるものの、それを決定づけるための強い動機がないために、葛藤（迷い）を抱いています。この葛藤（迷い）が小さければ小さいほど、行動しやすくなります。

ＨＣは、こうした患者さんの葛藤（迷い）をどのように扱い、患者さんのモチベーションを高めていくかということは、非常に重要なテーマでもあります。ここでは、ＨＣが患者さんの葛藤を小さくしていき、患者さん自らの想いで治療を決定していくサポートとして、患者さんの心理的ニーズに焦点を当てた具体的な提案を上げました。

**「④山田さんにご満足していただく治療を受けていただくにあたって、その過程を十分大切にしていきたいと思います。主治医にもその旨、お伝えさせていただきまして、対応させていただきます。**

**それでは、具体的なご提案なのですが、本日は山田さんのお口の中を拝見させていただきました上で、まず主治医から、治療方針のご説明をしていただきましょう。専門的な立場からのご提案も含めてさせていただき、緊急を要する症状でない限り、まずじっくりとお考えになって、ご心配なこと、わかりにくかった点を整理していただきまして、次回、もう一度、お話をするお時間をいただきまして、その際、ご一緒に考えていくのはいかがでしょうか？**

**私に可能な点は、私がお答えさせていただきますし、主治医に確認したい事項がございましたら、私のほうで確認いたしましてお伝えしたいと思います。段階的にお話をすすめながら、山田さんにご確認をしていただきまして、十分納得された時点で治療に入る、という流れではいかがでしょうか？」**

この時点で、患者さんは大きく心が動いた様子がご理解いただけたかと思います。

ホスピタリティに富んだコミュニケーションとは、対話の始まりと終わりには変化がなくてはなりません。来室した時点での患者さんの〝不安〟という気持ちは、インタビューを通して〝安心〟に変わりました。こうしたコミュニケーションの変化が患者さんに響き、信頼関係を強めていくことができるのです。

他の質問項目に関しても同様に行います。もし、インターネット・広告・その他にチェックが入っていたら、「具体的にその中で、どの内容をご覧になって来院されようと思いましたか？」という質問を投げかけ、患者さんの心理的ニーズを探っていきましょう。そして、そこに焦点を当てたコミュニケーションを展開してみてください。きっと患者さんの笑顔に出会えます。

## 5　コミュニケーションの脱線を避けるために……

このようなコミュニケーションの展開の中で気をつけなければならないことは、患者さんの返事に対して、「そうでしたか、お知り合いとはどなたですか？」「ああ、あの患者さんはよくいらっしゃいますよ。とても朗らかな方ですね。最近は予防にも力を入れていらっしゃるのですよ」といった雑談です。

こちらの興味から、必要以上に患者さんのプライベートにまで介入したコミュニケーションはプロとして不適切です。一見、フレンドリーな関係をつくっているようですが、コミュニケーションの本筋が脱線してしまうばかりではなく、患者さんの的確な情報を得られないまま、意味のないコミュニケーションに発展していく恐れがあります。

HCは、あくまでも中立な姿勢で、患者さんのお話を共有していくことが求められます。患者さんの世界に触れたとき、患者さんの心理的ニーズが見えてくるのです。

## 6　質問項目とインタビュー例②

**〈質　問2〉**

**過去に受けた歯の治療で、嫌な思いをされたり、不安に思ったり、困ったことがありましたか？**

**①ある**　　②ない

「①ある」とお答えになった方にお尋ねします。具体的にはどのようなことでしたか？　差し支えなければご記入ください。

**〔質問事項の意義〕**

患者さんは多かれ少なかれ不安や恐れを抱いています。この不安や恐れに対して乱雑に扱うと、患者さんとの信頼関係も崩れ、モチベーションも低下していきます。その患者さんにとっての不安とは何か？　ということをあらかじめ把握しておくことで、その後のリスクマネジメントへもつながります。

いうまでもなく「どこのクリニックで何が起こったか？」ということを知ることはまっ

たく意味をもちません。ここでの目的は、患者さんが安心して治療を受けていただくために、心理的なサポートをしていくことにあります。

患者さんの過去の体験にもとづき情報を得ることで、患者さんにとって「好ましくないこと」をクリニック全体で理解していくこと、それに対してのサポートが求められます。

**〔記入例〕**

**＜質　問2＞**

**過去に受けた歯の治療で、嫌な思いをされたり、不安に思ったり、困ったことがありましたか？**

**①ある**　②ない

「①ある」とお答えなった方にお尋ねします。具体的にはどのようなことでしたか？　差し支えなければご記入ください。

とても忙しそうなクリニックで、先生の治療がとても手早いのはいいのですが、反面、歯を削っているときに、舌が巻き込まれるのではないか、息が苦しくなり咳き込んでしまわないかなどと頭の中で、嫌な思いが次々と浮かび、考えるだけで緊張が高まりました。心臓はドキドキと速くなって、耐えられないくらいの不安が襲いました。

歯の治療はとても不安です。

**〔インタビュー例〕**

H　C「怖い体験をなされたのですね。その時は、先生あるいはクリニックの方にそのことをお伝えしましたか？」

川田さん「いいえ、とてもお忙しそうだったので……。ご迷惑をかけてしまってはいけないかと思いまして……。
それに腕のいい先生と評判でしたので、そんなことをいうと失礼かと思ったものですから……」

H　C「そうでしたか、**①お気づかいもなさり辛かったのですね。今も歯科治療に対しての不安はありますか？**」

川田さん「はい……でも、家族からも私が神経質すぎるのがよくないといわれます。私の問題だと思います。我慢すればよいことですから……」

H　C「**②私どものクリニックでは、患者さんが治療を受けていただくにあたって、気持ちもラクにしていただけることを願っています。我慢すればするほど緊張が強まるものです。川田さんがリラックスしていただけるよう、私たちにできることをさせていただきたいと思います。**

**それにあたっては、川田さんの状態をもっと理解させていただきたいので、もう少しお聴かせいただけますか？　ここでは、どんな些細なことでもおっしゃってくださっていいのですよ。緊張を感じるのは、治療を受けている最中だけですか？」**

川田さん「いいえ、お恥ずかしい話ですが、実は、クリニックに入った瞬間、もうダメです。緊張してしまって、待っている間中もなんともいえない気分です。治療する直前は、もう肩に力が入ってしまって、心臓がいきなりドキドキしてくるのです。隣の患者さんが、歯を削っている音を聞くだけでもダメです。あと……独特の消毒の匂いも苦手です。今も少し落ち着きません。私って弱虫ですよね（苦笑）」

HC「そうでしたか、それはお辛いことですよね。お話をうかがいますと、歯を削るときの音や消毒の匂いからも緊張が高まるようですね？」

川田さん「はい、そのとおりです。問診用紙に書きましたように、そこから、次から次へと不安なことを考えてしまうのです」

HC「それでは、川田さんがラクなお気持ちで治療をしていただけるために、いくつかの方法をご提案させていただきたいと思います。アロマの香りはお好きですか？　ご自宅で、何かそういったリラクセーションをされたことはありますか？」

川田さん「はい、好きです。眠れないときに効果があると友人から聞いたので、アロマポットを寝室に置いて焚いています」

H　C「効果のほどはいかがですか？」

川田さん「よくわからないですけれど、香りはいいですね」

H　C「普段、リラックスするための静かな音楽などを聴くことはありますか？」

川田さん「はい、クラシックなど聴くのが好きですね」

H　C「それでは、それらを活用してみましょう。次回、ご自宅でご使用しているアロマオイルをご持参していただけますか？　ティッシュに数滴たらして、待合室で待っていらっしゃるときも、香りを味わってみてください。また、診療室で治療中もそれを胸元に置いてみましょう。消毒の匂いは打ち消されると思いますよ。

もし、可能でしたら、お好きなクラシックの曲もウォークマンと一緒にご持参ください。待合室でアロマとともに聴いたり、また、治療中も活用するとよいかと思います。

また、治療中、先生のサポートをする歯科助手にもお話しておきたいと思いますがいかがでしょうか？　治療中、何か不安なことがありましたら、歯科助手がいつでもサポートさせていただきますので、無理をせず遠慮なくおっしゃってください。

また、このことを主治医にもお伝えしたいのですが、よろしいですか？

緊張が続くようでしたら笑気麻酔といって、鼻と口から吸い込むことで緊張を緩和させる作用がある方法もあります。気分が落ち着くお薬もご用意できます。その際は、主治医からのご提案があるかと思います」

川田さん「なんだか少し気分が軽くなってきました。とっても心強いです。我慢しなくていいのですね？　本当にありがたいです。よろしくお願いします」

ＨＣ「そうですよ、我慢なさらなくていいのです。川田さんの不安を軽減する方法はいくつかご提案できますので、どうぞご心配なさらず、ラクな気持ちで治療にのぞんでください」

ここでのインタビューの目的は、過去における患者さんの体験談から、患者さんにとっての不安を理解することにあります。その上で、いかに患者さんの不安を軽減していくかということを、チームでサポートしていくわけです。

人は、何かをしていくにあたって「見通しが立たない」と感じたときに不安に襲われます。逆に見通しを立てることによって、不安が軽減していくものです。

ＨＣというプロとしての立場から、患者さんの不安とは何かを把握し、どのようなサポートがその患者さんにとって必要であるかということを見極め、問題解決に向かって患者さんとともにすすんでいく姿勢が求められます。そのためには、普段から多くの情報収集や専門的知識を身につけ、その場において「どのように判断し、適切な行動していくか」を、臨機応変に決断していくことが望まれます。

ここでは、過去における患者さんの嫌な体験についてインタビューしましたが、この目的は、いうまでもなく「どこのクリニックで何が起きたのか」ということに意識を向けることではありません。重複しますが、それは、ただ単に主観的な興味本位からの雑談にすぎず、コミュニケーションの脱線を招きます。

必要なことは**「患者さんに何が起こったのか？　その体験にもとづいて今どのような状態なのか」**ということです。その的確な情報にもとづいて、患者さんへのサポートを考えていきましょう。

それでは、患者さんとＨＣの対話を追ってみましょう。

歯科治療に不安や緊張を伴う患者さんに対して、ＨＣは、まず「**①お気づかいもなさり辛かったのですね**」と、今までの辛い体験にねぎらいの言葉をかけました。患者さんの話の中で強く表れる感情に焦点を当て、要約して返すカウンセリングテクニックです。反映(reflecation)といい、患者さんの抱く気持ちがこちらに伝わり理解していることを示すことで、患者さんに意欲をもたせる効果があります。

さらに**「今も歯科治療に対しての不安はありますか？」**という質問に対して、患者さんは自分の問題であり我慢しなくてはいけないことと、諦めている様子がうかがえました。そこで、ＨＣは、サポート体制を示しました（**②私どものクリニックでは、患者さんが治療を受けていただくにあたって、気持ちもラクにしていただけることを願っています。我慢すればするほど緊張が強まるものです。川田さんがリラックスしていただけるよう、私たちにできることをさせていただきたいと思います。**

**それにあたっては、川田さんの状態をもっと理解させていただきたいので、もう少しお聴かせいただけますか？　ここでは、どんな些細なことでもおっしゃってくださっていいのですよ。緊張を感じるのは、治療を受けている最中だけですか？**）。

こうしたＨＣの姿勢に、患者さんは次第に心を開いてくださり、自らの状態を正直に話してくれることで、患者さんが抱く緊張への原因が見えてきました。患者さんはユニットで治療を受ける前、つまり、クリニックの扉を開いたときから緊張が始まるという反応、その患者さん独自の状況を把握したときに、クリニック側でできる緊張緩和への提案が、患者さんにとっての不安を軽減することにつながります。

こうした患者さんの抱く不安に焦点を当て、見通しをつけていく心理的サポートは、患者さんの緊張を和らげることができます。

また、患者さんの問題を歯科助手と共有し、ともに取り組む姿勢は、まさにチーム医療に求められる要素ではないでしょうか。

患者さんへのインタビューを通して得た情報は、主治医のみならずクリニック全体で把握し、対応法を共有していくことで、患者さんの心理的安心は確実に高まります。

この他、インタビューのための問診表を活用した質問にはさまざまな内容があります。

**〈質　問〉**

今まで歯の治療を受けた際に「良かった」と思われたことは、具体的にどのようなことでしたか?

**〈質　問〉**

治療に関する説明へのご希望についてお聞かせください。

①説明はじっくり聞きたい
②説明にはあまり時間をかけてほしくない
③その他（　　　　　　　）

そのクリニックにとって、患者さんを理解したい情報・知りたい情報について質問をあげ、そこから前述したような深いコミュニケーションを展開していくとよいでしょう。そうすれば、患者さんとの信頼関係が構築されていくはずです。

## ≪参考≫五感を活用したリラクセーション

インタビューでは、患者さんの不安を軽減する試みをご紹介いたしましたので、ここでは、患者さんにやさしい五感を活用したリラクセーションについてご紹介していくことにします。実際に、クリニックにとり入れることで、快適な空間づくりができます。

デンタルクリニックという環境は、患者さんの五感（聴覚・嗅覚・視覚・味覚・触覚）を通して、〝痛み〟を連想する条件がたくさんそろっています。

耳からはタービンの歯の削る音が聞こえ、鼻からは消毒や薬品の匂いを感じます。歯科治療器具が視界に入り、治療中は麻酔や薬品などの味を感じます。こうした感覚は、さらに〝痛み〟という認識を強めていきます。

こうした環境の中で、患者さんにリラクセーションしていただくだけでも、間違いなく〝やさしい治療〟へと結びついていきます。

次に、クリニックで簡単にできるリラクセーションについて、五感別に具体的なリラクセーションの方法をご紹介しましょう〔図表９〕。

〔図表9〕　　患者さんにやさしいリラクセーション

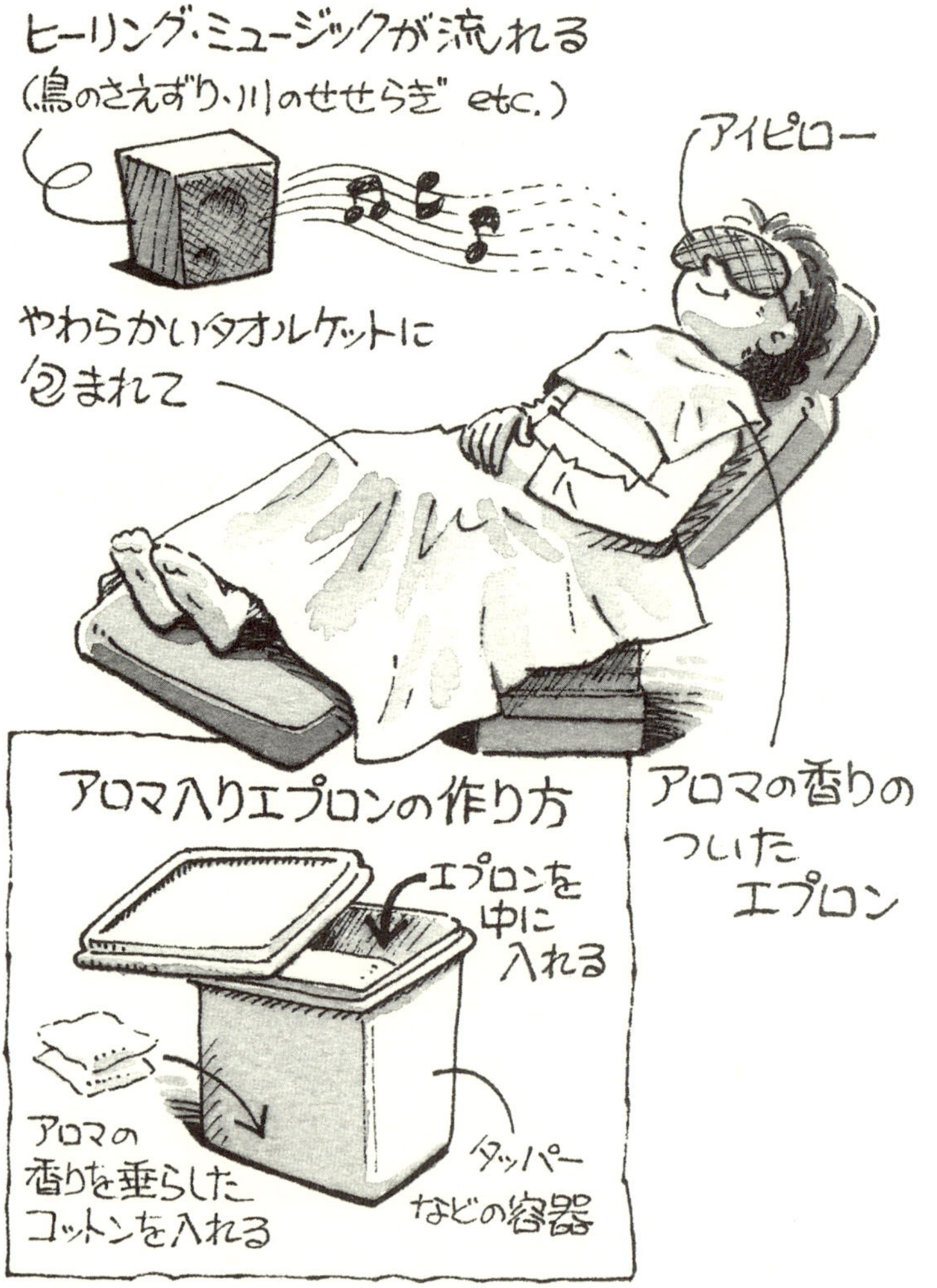

### ★五感別アプローチ方法とリラクセーション効果★

**聴覚へのアプローチ**

近年、音楽療法が心身のリラクセーションに効果があることも明らかになっています。タービンの音を打ち消すために、鳥のさえずる声や波の音が入ったヒーリング音楽など、心地良い音楽を診療室に流すことで、患者さんの聴覚はそちらに意識が向き、心地良い感覚が期待できます。

**嗅覚へのアプローチ**

薬品や消毒の匂いを弱めるために、歯科用エプロンにアロマの香りをつけるとよいでしょう。あらかじめプラスチックの容器の中に、アロマを数滴たらした脱脂綿を入れておきましょう。そこに、翌日使用する患者さんのエプロンを一緒に入れておくだけで、エプロンにほのかにアロマの香りが漂います。この方法は、患者さんにやさしい配慮として伝わります〔図表9〕。

**視覚へのアプローチ**

歯科用器具は、必要以上に患者さんの視界に入らないようにしましょう。とくに、注射器やタービンのバーなどの鋭利な器具は、見るだけで〝痛み〟を連想してしまいます。

治療中、患者さんは目を閉じていることが多いので、患者さんが好むのであれば、エプロン同様、アロマの香りのついた、薄いやわらかい感触のハンドタオルなどをそっと目に置いてあげるのも効果的です。

### 味覚へのアプローチ

治療中の麻酔や薬品の味は、何ともいえず不快なものでもあります。迅速にバキュームを使って患者さんへの配慮をしていきましょう。

### 触覚へのアプローチ

やわらかい感触のタオルケットなどを、患者さんにかけてあげるとよいでしょう。赤ちゃんがやわらかいタオルケットに包まれると安心するように、身体を包むということ自体に、心理的に気分を落ち着かせる癒しの効果があります。

やさしい治療を目指して、こうした取り組みをしているという紹介を、待合室にアナウンスするのも効果的です。また、リラクセーションの導入にあたっては、患者さんによってその好みも異なることから、初診時インタビューの際に、患者さんの希望をお聞きするのもやさしい配慮となるでしょう。

# 第2章

# ラポール（信頼関係）を形成することが先決！

## 1 ラポールとは〝心と心の架け橋〟

ラポールとは臨床心理学の用語で「信頼関係」「心の触れ合い」「響き合い」「通じ合い」「心と心の架け橋」といった意味をもちます。例えるなら、心のキャッチボールのようなものです。

かつて親友との対話の中で、心が高まりあった感覚を覚えていますか？

自分の言いたいことが十分に相手に伝わっているという感覚、相手の言いたいことが手にとるように伝わってくるといった感覚、響きあった感覚、コミュニケーションが高まりあっていく感覚――これが、まさにラポールです〔図表10〕。

この関係性は、話す前と話した後では必ず変化がみられます。悩んでいたことが、相手に話した後はスッキリしたといった変化です。つまり、ラポールは、人を動かす力があるのです。

では、実際の歯科医院において、患者さんとの響き合うコミュニケーションをどう目指していけばいいのでしょうか。筆者が心理カウンセリングにおける実践を通して構築したラポールへのノウハウも交えて、わかりやすくお伝えしていくことにします。

〔図表10〕　響き合うラポール

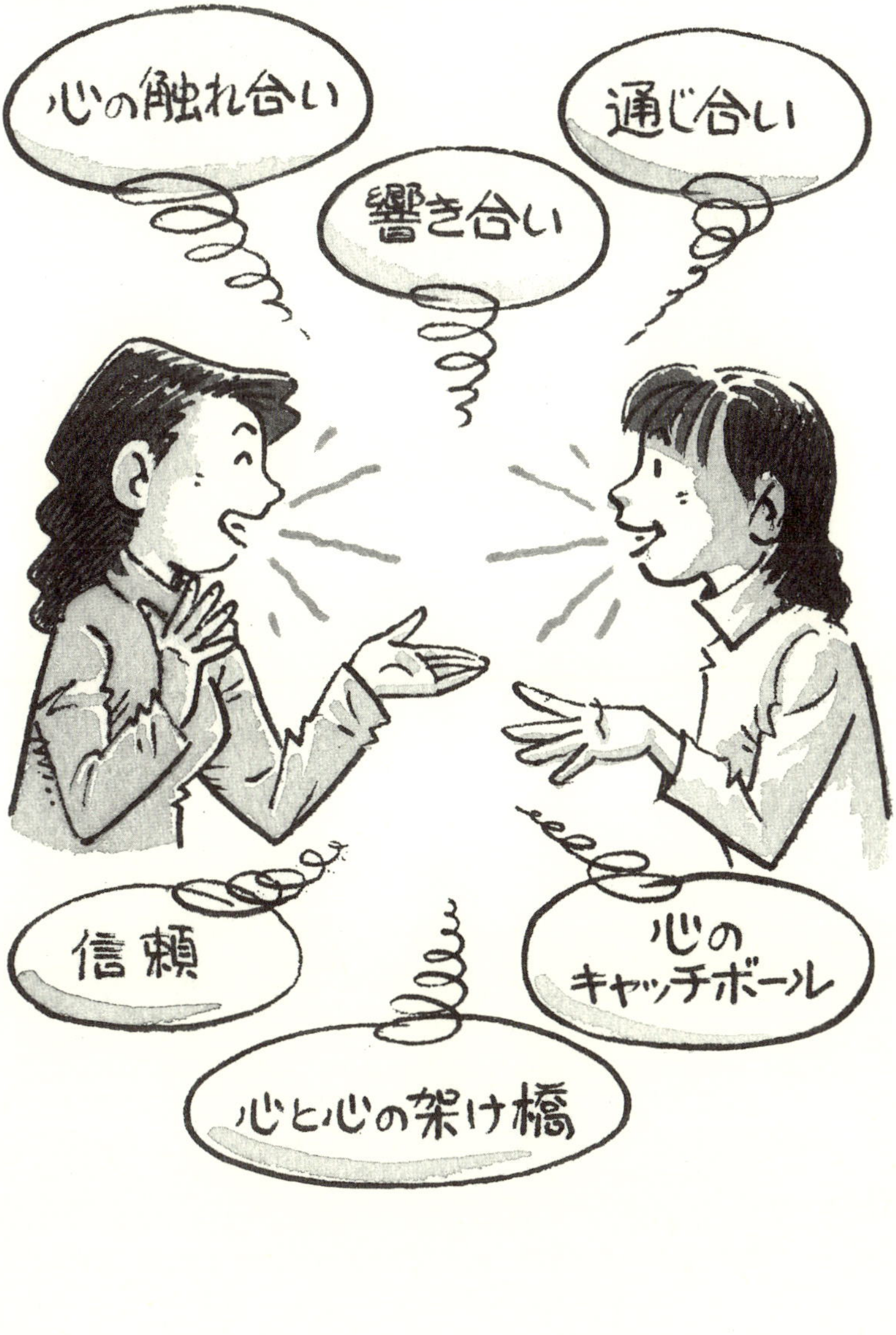

## 2 非言語的コミュニケーションから伝わる印象

人の第一印象というものは、どのようにして決まるのでしょうか？

心理学者アルバート・マレービアンの説によると、人への印象は、言葉よりはむしろ言葉以外の情報から得ることが大きいとされています。その割合は、言葉7％、表情・姿勢・態度が55％、声のトーンが38％とされています〔図表11〕。

〔図表11〕 人から受ける印象

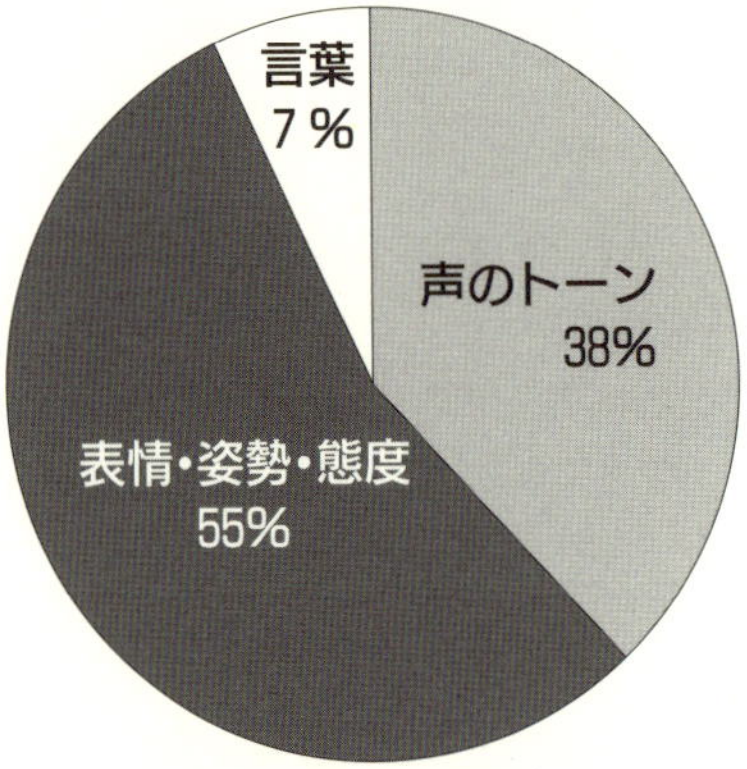


このことは、どんなに立派なことをいっても、どんなにていねいな口調で話したとしても、その人の想いや気持ちが言葉に反映されていなければ、相手には響かないことを意味します。

たとえば、レストランで働くウエイトレスをよく観察してみてください。お客様が来店された際の「いらっしゃいませ」という言葉にも、微妙に変化があるのに気づきます。忙しさが原因なのか、イヤなお客様がいたせいなのか、ウエイトレスが苛立ってい

〔図表12〕　**言葉以外から察知する力**

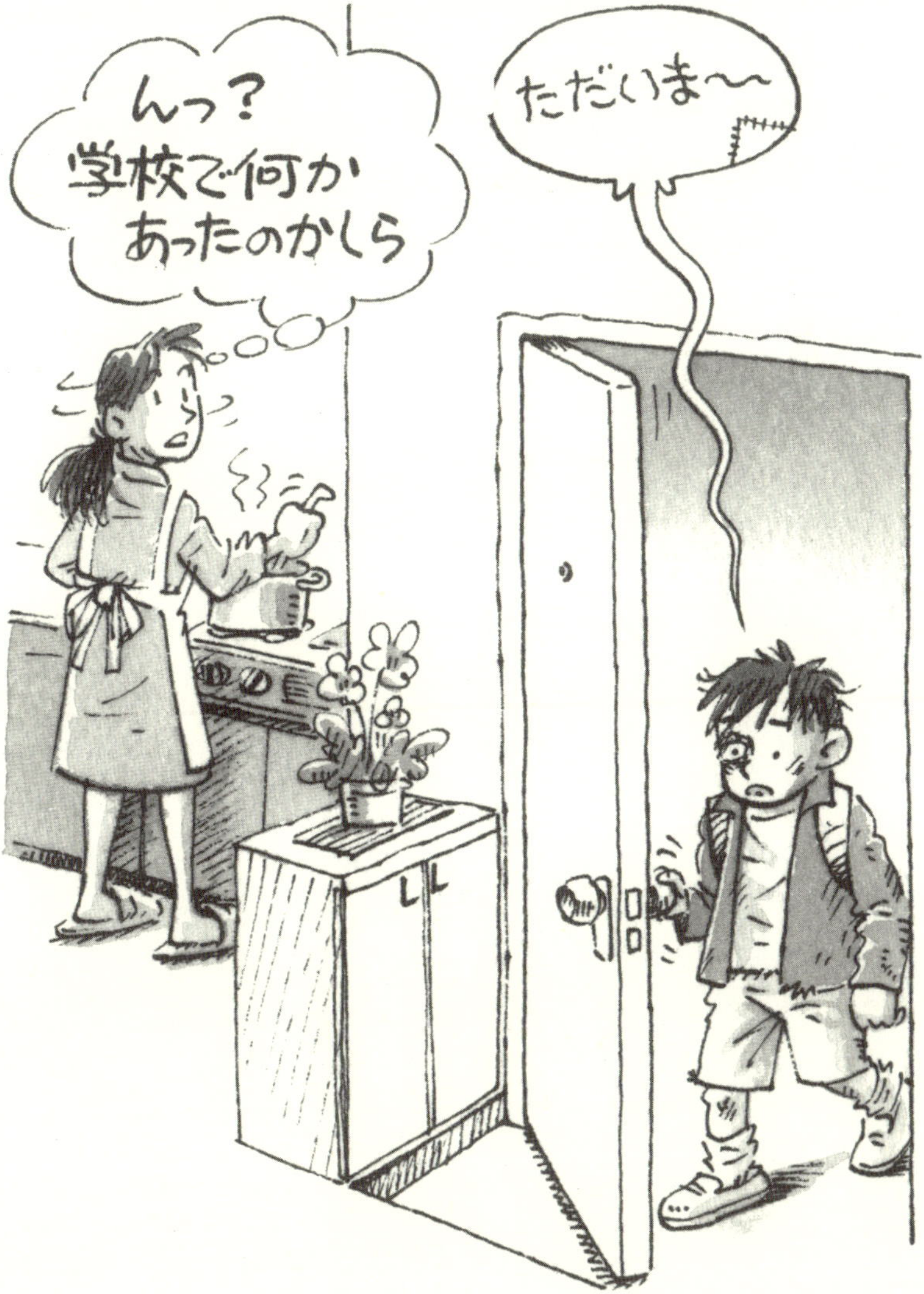

る状態で「いらっしゃいませ」といってくれるのと、ハツラツとしたさわやかな気分で「いらっしゃいませ」といってくれるのとでは、同じ言葉でもお客様側の感じ方が違います。また、あたたかい気持ちを込めて「いらっしゃいませ」というのと、ただ単にマニュアル的・事務的に「いらっしゃいませ」というのでも、お客様の感じ方は異なります。

ニュースでよく見る責任者の謝罪会見。「申し訳ありませんでした」という言葉の中に、誠意が感じられるか否かは、視聴者にストレートに伝わってくるものです。単に体裁をつくろった謝罪は、いくらていねいな言葉を並べても、不思議と見抜けます。

子どもを持つ母親も敏感です。学校から帰宅した子どもの「ただいま！」といういつもの言葉。しかし、その「ただいま！」というひと言の微妙な変化を、母親は見逃しません。「きょうは学校で何かあったのではないか？」という直感が働くのです〔図表12〕。

言葉を話せない赤ちゃん。お腹がすいているのか、おしめが汚れてしまったのか、抱っこされたいのかといった赤ちゃんからのメッセージは、確実にお母さんに伝わり、赤ちゃんの状態を把握することができます。

このように、対人関係における相手から受ける印象は、言葉によるコミュニケーションよりも、むしろ言葉以外のコミュニケーション、つまり非言語的コミュニケーション（表情や姿勢、態度、または感覚的なもの）から伝わる情報が多く占めているのです。

# 3 非言語的コミュニケーションを体験する

筆者の実施するセミナーでは、非言語的コミュニケーションを体験していただくにあたって、受講される方々に、ある実験をさせていただいております。

まず、初対面の人同士が2人1組になって向き合って座っていただきます。5分間、お互いに向き合ったまま、いっさい言葉を発しない状態で過ごしてもらいます。実際に、互いに視線を合わせたまま、5分間向き合っているという状態は、想像以上に辛いものがあります。

筆者は、時計の針を見ながら1分おきに受講者に知らせます。5分を経過した後、会場の皆さんに、その間、どのような感覚が生じたか、どのような体験があったかを聞いてみます。

すると、大半の方々から、

「相手の視線がきつく感じた」

「両目のどちらを見たらよいのかわからなくなるくらい戸惑った」

「どこを見たらいいものかとても緊張した」

〔図表13〕　非言語的コミュニケーションから伝え合う心

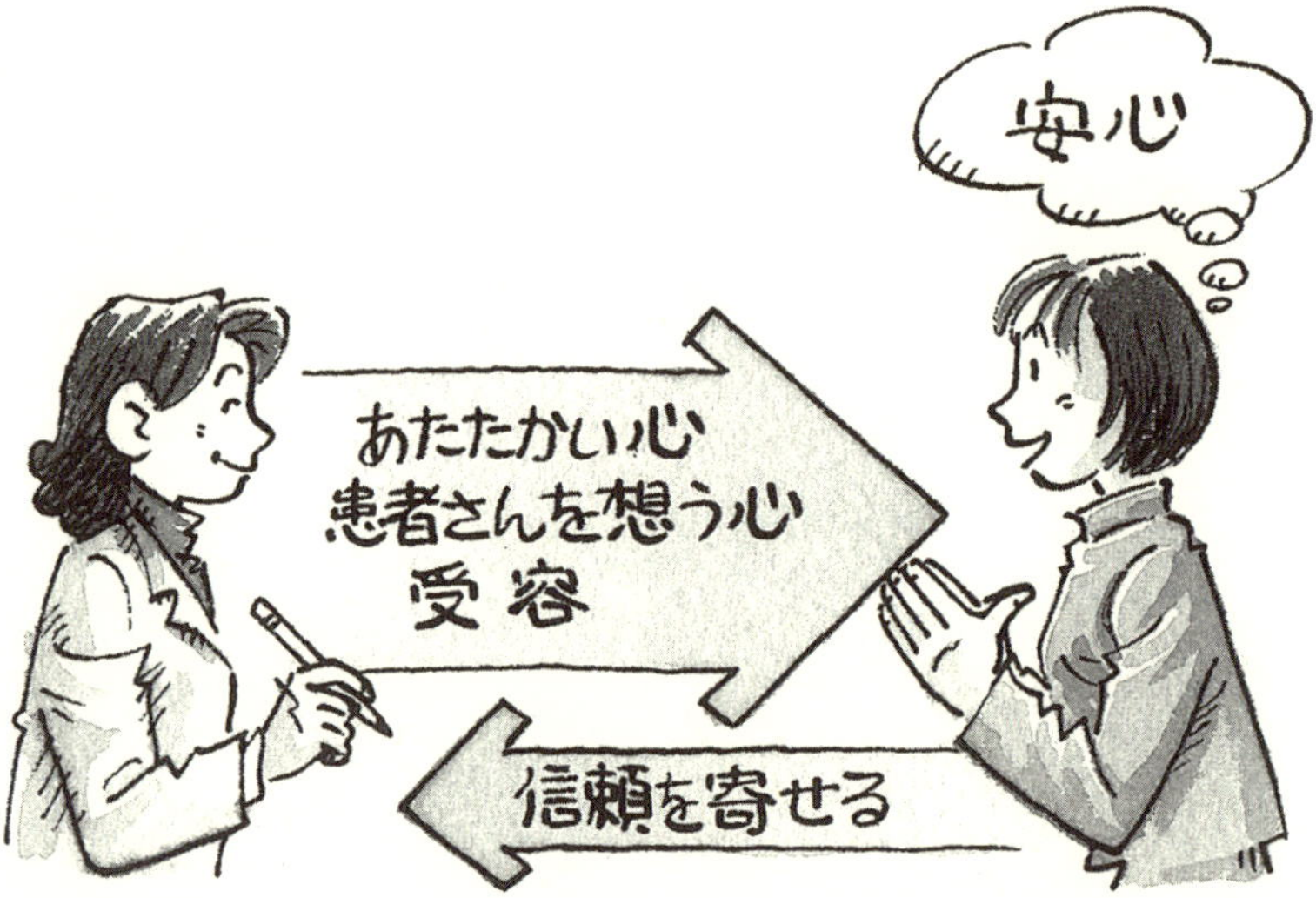
安心
あたたかい心
患者さんを想う心
受容
信頼を寄せる

「1分間が非常に長く感じた」

などといった意見が飛び出します。

しかし、最後までその緊張した辛い状態が続いていた人は1人もなく、どのグループもある一定時間を経過すると、緊張が緩和されていきました。

さらに、興味深いのは、この緊張の緩和する瞬間が、お互いに同じタイミングであったということでした。互いに向き合った者同士で、あるグループでは、3分経過した頃から緊張が和らいだという人は、やはりその相手も3分を経過したときに緊張が和らいだといいました。

他のグループで、4分経過したときに緊張が和らいだという人は、やはりその相手も4分を経過したときに緊張が和らいだというのです。

互いに向き合った者同士、どのグループも、緊張が和らいでいく経過には、グループによって違いがあったものの、緊張している状態と緊張が緩和される瞬間は互いに同じだったのです。

この興味深い結果は、何回ものセミナーを繰り返して実施しても、同じ結果でした。このことから、自分が緊張している状態は相手にも伝わり、相手も緊張している状態であれば、その緊張がこちらに伝わるということが理解していただけたと思います。

対人関係におけるコミュニケーションにおいて、前述のように非言語的コミュニケーションが重要視されるのは、自分の状態が相手に伝わり、相手の状態もこちらに伝わってくること、ラポールには欠かせない要素であるからです。

患者さんとの良きコミュニケーションをはかる、信頼関係を構築していくために、間違いのないように上手にお話をしようとする必要はないのです。うまく話そうとすればするほど、その緊張は高まり、その感覚が患者さんに伝わっていってしまいます。

むしろ、こちらが患者さんを想う心、あたたかい気持ちさえあれば、それが必ず患者さんに伝わっていくものなのです。患者さんの想いも同様に、こちらに伝わってくる――この響き合った非言語的コミュニケーションこそが、何よりも医療における大切な姿勢であるというのが筆者の見解です〔図表13〕。

# 4 患者さんの声のトーンから得られる情報をつかむ

心理学者アルバート・マレービアン説では、人を印象づける要素の比重として、38％は声のトーンからキャッチするということを述べました〔図表11参照〕。

より良いコミュニケーションをしていくには、声のトーンが欠かせない重要なポイントです。とくに、互いに顔が見えない電話での会話という状況になると、なおさら声のトーンから感じられる情報に敏感になり、そこから相手の感情をキャッチしていきます。

電話の相手が、たとえ素晴らしいマニュアルを活用した言葉を発したとしても、その人が苛立っているのか、自信がないのか、やる気がないのかという感覚的なものは、こちらに伝わってくることが少なくありません。

声のトーンから得られる情報は、子どもの反応を見てもよくわかります。ここに小さな子ども（仮にたかのり君としましょう）がいたとします。お母さんがその子の名前「た・か・の・り」と呼ぶ声のトーンから、子どもはお母さんの状態を読みとることができます。

つまり、叱られるのか、おやつをもらえるのか、買い物に行かされるのか、勉強をしなさいといわれるのか、日常的にお母さんの声のトーンから、そのお母さんの機嫌や状態を

〔図表14〕　**声のトーンから伝わる情報**

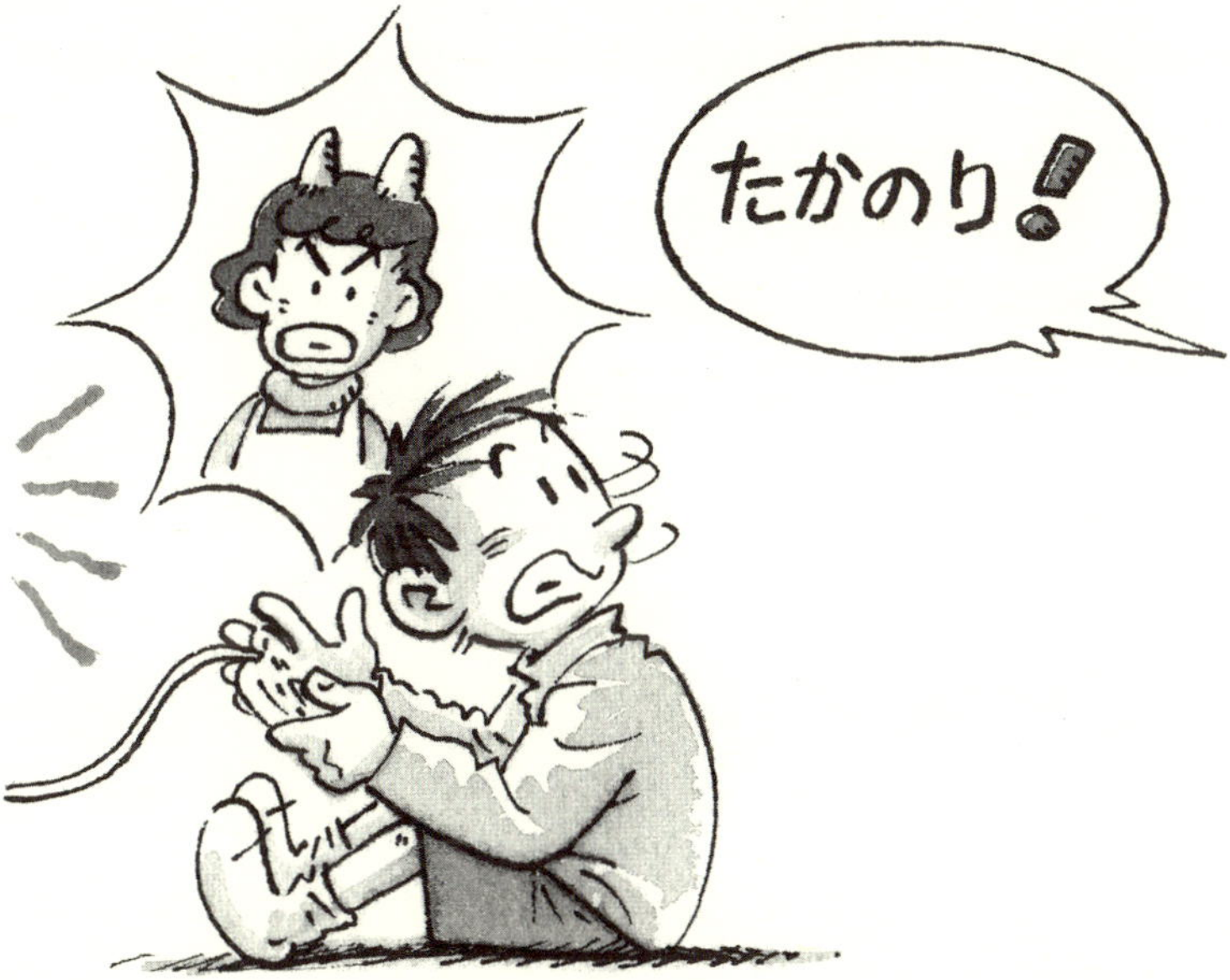


判断しているのです。

声のトーンは自分にとても正直です。その時の感情がそのまま声に反映し、心の状態までも表します〔図表14〕。

声の調子は自律神経系に大きく関与しています。

自律神経系は感情と結びつき、自らの意志ではコントロールすることができないため、緊張すると声が震えたり、苛立ったりすると声が高ぶったりするのは、自律神経系の交感神経が優位に働き、声の調子が変わっていくからです。ですから声のトーンの変化は、その人の正直な感情の表れでもあるわけです。

このように、声のトーンの変化からくる情報源も、患者さんを理解していく上で非常に役立つ手がかりとなります。

筆者が心理カウンセリングをしている際に、患者さんの訴える内容や事柄と心の状態が矛盾することが多くあります。

「もう私には関係のないことだと、割り切っているのです」

という患者さんの言動の中には、そうは思えないことへの苛立ちが隠されてあったり、にこやかにしている表情の中に、不安が隠されてあったりすることが多々あります。

なぜそれがわかるのかというと、患者さんの非言語的メッセージや声のトーンの変化から伝わる感覚から判断し、タイミングよく質問することで、患者さんの心の奥底にある想いに触れることができるからです。

常に、患者さんに意識を向け、微妙な声のトーンの変化にも気づくことで、患者さんの深層心理を理解することができます。いつもの調子と違う患者さんを感じたなら、

「何かお困りのことはありませんか？」

「何か心配なことはありませんか？」

とあたたかい質問を投げかけてみてください。今まで見えなかった患者さんのことが見えてくることでしょう。

# 第3章

# アクティブリスニング（積極的傾聴）のすすめ

# 1 なぜ、歯科医療にも アクティブリスニングが必要なのか

アクティブリスニングとは、簡単にいえば「積極的傾聴」です。

心理療法家であるロジャースが、アクティブリスニングをベースにしたクライアント中心療法を確立したのは1940年のことでした。

ロジャースは、患者さんをあえてクライアント（来談者）という呼び方に変え、心理セラピストは、あくまでもクライアントの話を傾聴し、非指示的な姿勢をとることを提唱しました。

非指示的な姿勢とは、クライアントがもっている意義と価値に対して、心理セラピストがクライアントに敬意の念をいだき、クライアントが本来もっている問題解決能力を信じ、感情移入せず、客観的かつ中立的にクライアントを見ていくといった姿勢です。

この傾聴姿勢は、受動的な態度というよりはむしろ「積極的な傾聴」であるといい、クライアントへの受容と共感的な理解を深めることの重要性を提唱したのです。彼は、このような姿勢を、アクティブリスニングとして示しました。

この理論は、後に医療における「聴くことによる治療的役割」の基本姿勢の背景ともな

りました。いわゆるＮＢＭ（ナラティブ narrative based medicine）の重要性が提起されたのです。

全人的医療が提唱される中、「根拠にもとづく医療」として脚光を浴びたＥＢＭ(evidence based medicine)が、統計的・科学的な手法を強調しすぎたことを踏まえ、患者さんは心をもったひとりの人間であるとして見る中で、患者さんの話をよく聴き、対話をはかることへの重要性が主張され、ＥＢＭを補完するＮＢＭが登場したのです。そこでは、ロジャースのアクティブリスニングの考え方が求められました。

臨床の中で「話をよく聴いてくれる医師」に対しての安心感と信頼感をもつ患者さんは多くいます。心身医学的観点からいうならば、治療者のパーソナリティーが患者さんに大きく影響し、治療効果に反映していきます。

その根底には「治療的自我」が示されています。

治療的自我とは、疾患をもつ患者さんが主治医の前に座っただけでも気持ちがラクになり、今まで苦痛であったはずの身体的な痛み（症状）が緩和されてしまうという状態を示します。

そもそも痛みには疼痛認識があり、その痛みをどのように感じるかということは、その時の気分の状態にとても左右されます。

たとえば、頭痛で悩まされているときに、思いがけない嬉しい出来事が生じたとしましょう。今まで痛かったはずの頭の痛みは、いつの間にか意識しなくなり、その辛さを忘れてしまったりします。

こうした経験は、誰にでも一度はあるのではないでしょうか。つまり、身体的な痛み（症状）に付随する精神的な痛み（苦痛な気分）が癒されたなら、疾患そのもの痛みの感覚が緩和していくのです。

主治医、そして医療従事者の存在は、時として患者さんの傷みを和らげていきます。それだけに、医療従事者側が患者さんの治療的自我を高めるためには、いかに患者さんの話に耳を傾け、患者さんの気持ちを理解できるか、患者さんの苦痛に共感できるか否かの能力が求められます。

患者さんの話を聴く機会が多い歯科スタッフ、とりわけＨＣ（ホスピタリティ・カウンセラー）としての役割を担うスタッフは、プロとしてのもっとも大切な姿勢であるアクティブリスニング能力を高め、人の痛みを理解する心、共感する心の力を養っていただかなければなりません。

## 2 アクティブリスニングを実践するには……

筆者が患者さんにカウンセリングをする際には、常にアクティブリスニングを心がけています。患者さんからの情報を得て、患者さんを理解していくためには「患者さんにいかに話していただけるか」が重要であるからです。

患者さんが自ら話したいという気持ちになっていただくためには、聴く姿勢が問われます。精神分析的には、自らの感情を移入することなく、中立的な立場に立った「中立な姿勢」で聴くことの重要性をあげています。

中立な姿勢で、患者さんの言動から情報を引き出し、患者さんの心の状態を理解した上で、どのような心理的アプローチをしていくかを組み立てることは、心理療法にはもっとも重要なテーマになっていきます。

歯科医療における患者さんとの対話も同様です。まず患者さんの話に耳を傾け、患者さんの抱く不安や葛藤、ニーズや希望といった正確な情報を引き出し、効果的に治療計画に還元していくことが常に求められます。

そうはいうものの、客観的かつ中立的に相手のお話を聴くということは、想像以上に難

〔図表15〕　患者さんの世界を共有する

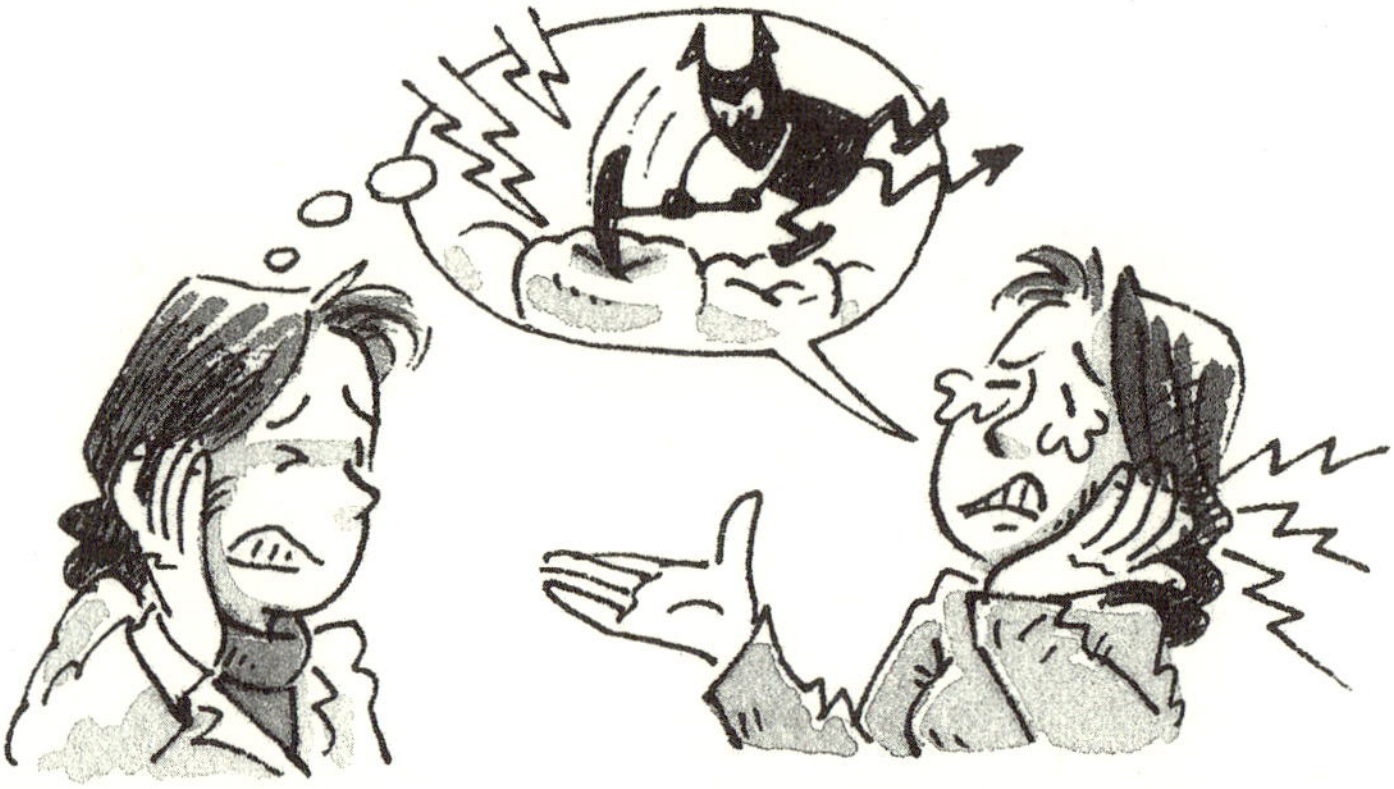

しいことでもあります。なぜなら、人は感情をもつ生き物だからです。

さらに、相手のお話を聴くにあたって、さまざまな心理的な現象が生じます。患者さんとの対話の回数が増えれば増えるほど、それだけいろいろな体験、さまざまな現象を積み重ねているわけです。そのことは、聴く側にとって大きな問題を抱えることにもなりかねません。

たとえば、過去において苦手な患者さんとの対話を経験した場合、今、目の前にいる患者さんが、その時の患者さんの雰囲気やしぐさ・言動が似ていたりすると、過去の嫌な体験を再現し、あたかもその患者さんが過去における苦手な患者さんと同じであるかのように感じることがあります。

また、過去のケースの内容が類似していることから、あたかもその患者さんも同様であるかのように錯覚することもあります。

こうした状態は、あくまでも聴く側自身の体験にもとづき学習されたものであり、相手を理解するための情報としては不確かです。目の前にいる患者さんの立場に立った観点から、患者さんを理解していないことに気づくことが大切です。

過去における人物が、今、目の前にいる人物と同じパーソナリティーではないこと、過去のケースが、今、目の前にいる患者さんとまったく同じ悩みではないことに気づかなくてはなりません。中立な立場とは、自らの体験から感じるものではなく、自らの感情移入をすることなく、患者さんそのものの世界を共有することです。

しかし、そこが大変難しいのです。私たちは、感情をもつ生身の人間だけに、相手の話を聴いている最中に、さまざまな気持ちや考えが沸き起こってきます。そんな時、その自分に気づき、それをいったん横において、ニュートラルな気持ちで患者さんの話に耳を傾けなければなりません。そうすることで患者さんの世界を感じ、共有していくことが可能になります。

そうなってはじめて、患者さんのいう痛み・不安・想い・苛立ちが限りなく近く感じとれるのです。これが「共感」です。共感とは、自らの体験から感じる「私もそのように感じた、そのように思う」といった同感ではなく、「かわいそうに、辛そうに」といった同情でもなく、患者さんの世界をいかに共に感じられるかという深い体験を示します。共感能力こそが、あたたかい心を養い、「心の歯科医療」を実現していくのです〔図表15〕。

# 第4章

# 患者さんが抱く葛藤への対応と動機づけ

# 1 患者さんの心の中の〝迷い〟を扱う

## 1　葛藤が強ければ強いほど、人は行動・決定しにくくなる

患者さんが治療を決定するにあたって、多かれ少なかれさまざまな〝迷い〟が生じます。とくに保険診療以外の選択には、その〝迷い〟も大きくなります。たとえば、右下6番、さらに左上4番・5番の抜歯を余儀なくされ、義歯にするのか、クラウンにするのか、あるいはインプラントにするのかの選択に迫られている患者さんがいたとします。

主治医は、その患者さんの口腔内の状況を考えるにあたって、最適な治療方法がたとえインプラント治療であったとしても、そのことを患者さんは頭の中で理解しているとしても、実際に治療を決定するための決定的な理由が、患者さん自身に必要になります。患者さんの意志による純粋な自己決定は、後悔を招きません。

患者さんの生活背景を考えたとき、子どもたちへの学費に大きな負担がかかり、その比重を重要視しなくてはならない状況にあったなら、主治医の説明から、その時はインプラント治療を強く希望する気持ちになったとしても、家に帰ったら、子どもが夜遅くまで勉強している姿や、夫が残業で疲れ果てて帰宅した姿を見て、そこにはさまざまな感情が沸

き起こり、迷いが生じていきます。

「こんなに家族ががんばっていて、みんなが大変な時期に、大切なお金を自分だけのために使ってしまっていいものだろうか……」

「良い治療であるのはわかるけれども、今は出費が重なる時期、他の治療法を選ぶべきではないだろうか……、将来、骨が下がったときに、もっと治療が困難になっていくのだったら、今、思い切ってインプラント治療をやるべきでは……」などなど。

このような迷いを「葛藤」といいます。葛藤は強ければ強いほど、大きければ大きいほど、行動（治療決定）しにくくなっていきます。つまり、頭の中では理解できるものの、治療を決定するまでに至らない状態です。

また、患者さんは自分自身の中でも、決定づける理由づけを探します。

「あんなに一生懸命治療してくれた良心的な先生なのだから、先生のすすめる治療に間違いない。やはり今、インプラント治療を受けるのが、賢明なのではないだろうか？」

自分自身が納得をする理由を探す一方で、家族のことを考えることによる罪悪感、葛藤はあらゆる面で広がります。もし、こうした患者さんの心理的状況の中で、インプラント治療が開始されたなら、葛藤は後にクレームにも展開していく可能性があります。

治療への患者さん自らによる純粋な自己決定の重要性は、治療者との信頼関係にも深くかかわり、治療の流れも大きく変えていきます。

患者さんの純粋な自己決定をしてもらうにあたって大切なことは、患者さんの想いや気持ちを明確にし、患者さんの抱く期待・疑問・不安・迷いなどを整理した上で、患者さんの意志を再確認することが重要です。

そのためには、治療内容をどのように理解しているのか、治療に対する利点・欠点をどのように認識しているのか、さらに、何に迷い、どうしたいのか……このように患者さんの立場に立って理解するために、そうした質問を投げかけることが望まれます。

具体的には、次のようになります。

## 2　自己決定支援へのコミュニケーション

### ①患者さんは、その治療に対しての説明内容を、どのくらい理解できているのかを把握する

**〈具体的質問法〉**

「専門的な内容なのでわかりにくいことが多々あると思います。ご自身の主観的な判断でかまいません。今のご説明で、何パーセントくらいご理解いただけましたか？」

### ②説明された内容に関して具体的にわかりにくい点を明確にする

**〈具体的質問法〉**

①の質問に対しての患者さんの回答例「70％くらいは理解できました」

「残りの30％は、具体的にどこがわかりにくかったですか？」

**③患者さんにとって不安な点および困る点を明確に把握する**

**〈具体的質問法〉**

「疑問な点（あるいは不安な点）は、具体的にどのようなことですか？」

**④患者さんにとって〝その治療〟をすることで、どのような期待を抱いているのかを明確に把握する**

**〈具体的質問法〉**

「この治療をするにあたって、ご自身にとってもっとも満たされることはどのようなことですか？」または「この治療をすることで、どのようになることを期待されていますか？」

**⑤その治療を決定するにあたっての患者さんの意志を明確に把握する**

**〈具体的質問法〉**

「この治療を望まれるご意志は、ご自身の中では何パーセントくらいありますか？」

**⑥患者さんにとって、治療を決定づける理由（動機）を把握する**

⑤の質問に対しての患者さんの回答例「90％くらいは治療したいと思っています」

「90％くらいは治療をされたいとのことですが、その大きな理由はどのようなことでしょうか？」

**⑦治療にあたって、患者さんの迷いとは具体的にどのようなことなのかを把握する**

⑥の患者さんの回答に対して……

「残りの10％は、具体的には何を迷われていますか？　あるいは何に困っていらっしゃいますか？」

## 3　自己決定をうながすコミュニケーションの実際

では、ここで「自己決定支援へのコミュニケーション」にもとづき、患者さんが自己決定にいたるまでのコミュニケーションをご紹介しましょう。

患者さんは、2┼2を欠損しており、義歯にするのか、クラウンにするのか、あるいはインプラントにするのかの選択に迫られています。すでに主治医からの説明を終えたところです。以下の内容は、HCと患者さん（山口さん）との会話です。

＜患者（山口さん）背景＞
50歳・専業主婦・夫と子ども3人の5人家族（夫は単身赴任）
＊子ども：長男21歳（大学生）・次男18歳（大学受験）・長女16歳（高校生）

H　C「専門的な内容が多かったので、わかりにくいところが多々あったかと思います。山口さんがどの治療を選択なさるにしても、十分ご納得されてから治療していただくために、ここで、お話をもう一度、整理しながら再確認していきたいと思います。

**ご説明内容はいかがでしたか？　具体的には何パーセントくらいご理解できましたか？」（自己決定支援へのコミュニケーション①）**

山口さん「そうですねぇ……70％くらいでしょうか」

H　C「**残りの30％は、どのようなことがご理解しにくいと思われましたか？」（自己決定支援へのコミュニケーション②）**

山口さん「義歯とクラウンに関しての内容はよく理解できました。インプラントのことについて、もう一度お聞きしたいのですが。私の場合は、即日埋入とかができるとのことなのですが、私の知人は、確か上の歯のインプラント治療に6ヵ月かかったとかいっていたような気がするのですが……。なぜ、そんなに違うのでしょう？」

H　C「一般的には、上顎、つまり上の歯のインプラント埋入をして、骨としっかり結合する期間が6ヵ月間だといわれています。けれども、山口さんの骨の状態がしっかりされているので、その方法を選ばなくてもよいということです」

山口さん「そういうことだったのですか。わかりました。では、期間をかければよいということではないのですね？」

H　C「そのとおりです。患者さんのお口の状態に合わせて治療方法も違ってきます。他にはありませんか？」

山口さん「先ほど、一応、流れを説明していただいたのですが、もう一度、簡単に説明していただけますか？　大まかには理解できたのですが、100％ではありません」

H　C（PCの画像や図を見せて段階的かつポイント的に解説。この際、患者さんの表情を必ず確認し、理解したかをそのつど確認していくことが大切です）

「いかがでしょうか？　ここまででご理解しにくい点はありますか？」

山口さん「ありがとうございました。とてもわかりやすくてよく理解できました」

H　C「**次に、治療にあたって何か不安な点やお困りの点はありますか？　あるとしたら具体的にはどのようなことでしょうか？**」**（自己決定支援へのコミュニケーション③）**

山口さん「自分の中ではインプラント治療を強く希望しているのですが、費用のこともありますので、先日、主人に相談したのです。私自身、インプラント治療についてうまく説明できなかったこともあって、主人にはなかなか伝わらなかったようです。主人は、高額な費用をかけるだけの価値が見出されるのだろうかという疑問を投げかけてきたのです。主人にとっては、贅沢な治療というイメージみたいなんです」

HC「そうでしたか。山口さんご本人は、インプラント治療をご希望されていらっしゃるのですね？　**山口さんにとってその治療を選ばれる理由として、どのようなことを期待されていらっしゃいますか？**」（**自己決定支援へのコミュニケーション④**）

山口さん「はい、強く希望しています。前の歯だからこそ絶対にそのようにしたいのです。今後、歳をとっていく一方なので、歯は大切にしていきたいのです。説明から、歯がない状態よりもインプラントのように骨に埋めてある状態のほうが、骨が下がっていく度合いも違うことを聞きました。この先、老化を考えると、このことは、私にとってはとても大切なことなんです。

　とくに前歯ということもありますし、たとえ、今、他の治療法を選んだとしても、先々、悪くなった時点では、インプラントをしていくことになると思います。でしたら、今、骨のしっかりしている状態からインプラントをしていくことを選択したいのです。老化は避けられませんが、大切な前歯です。限りなく自分の歯のようにしっかりと状態を保ちたいのです。後々、後悔はしたくな

いのです」（**患者さんの回答から治療への動機も見えている・自己決定支援へのコミュニケーション⑥**）

H　C「山口さんのおっしゃることがよく伝わってきました。ただ、インプラントをするにあたって、治療後の口腔内のケア、メインテナンスは非常に大切なことはご存知でしたか？」

山口さん「はい、それも承知しています。通常の歯よりも、さらに清掃が大切であることも覚悟しています」

H　C「大切なテーマですね。では、**山口さんがインプラント治療を望まれるご意志は何パーセントくらいですか？**」（**自己決定支援へのコミュニケーション⑤**）

山口さん「100％です！　といいたいところですが、やはり費用のこともありますし、私だけで決定することにも戸惑いがありますので、90％くらいでしょうか」

H　C「**残りの10％は、先ほどからお話がありましたご主人からの同意という問題でしょうか？**」（**自己決定支援へのコミュニケーション⑦・確認**）

山口さん「そのとおりですね」

H　C「とても大切なことだとお察しします。たとえ、この状態で治療に望まれても、山口さんご自身のお気持ちはスッキリしないと思います。では、ここでご主人に向けてのご提案をさせていただきます。まず、ここに、一般的な治療の解説に関する資料があります。インプラントを含めた他の治療法の利点・欠点が記載されてありますので、お読みになるとよいかと思います。

さらに、山口さんのお口の状態を診査・診断したものにもとづき、インプラント治療を含めた他の治療のシミュレーションしたもの、同時に利点・欠点、起こり得る症状などを記載した資料をお渡しいたします。

一度、ご主人に目を通していただくのはいかがでしょうか？　ご主人は単身赴任とのことでしたので、なかなかご都合がつかないかと思いますが、よろしければご一緒にご来院されることをおすすめします。また、お電話のご相談でもかまいませんが、いかがでしょうか？」

山口さん「それはよい考えですね！　早速そのようにさせていただきます。私自身の意志は決まっていますので、あとは主人が同意してくれれば何ら問題はありません。こうしてお話しすることで、モヤモヤしていた気持ちから見通しが立ってきたような気がします。では、よろしくお願いします」

あいまいな気持ちや不確かな意志のまま治療がすすめられていったり、問題が未解決のままに治療がすすめられていくことの延長線には、必ず患者さんの中で自己矛盾が生じていきます。その葛藤や感情がさまざまなトラブルを引き起こします。時として、その感情が医療者側に向けられることも現実なのです。

患者さん自らの意志による自己決定は、こうしたリスクを伴いません。また、この会話の流れを読んでいて、患者さんの夫に対する提案（資料を提供する）を、もっと早い段階でしたほうがよいとお考えになった方もいらっしゃるかと思います。

実は、患者さんに発言していただくことには大きな意味をもちます。単にこちらからの結論を述べる方法と、患者さんに話していただいた上で、こちらから結論を述べる方法とでは、患者さん自身、治療に対する意識が違ってきます。

患者さん自らの発言は、自らの意志を再確認すると同時に、主観的な問題として自覚していき、責任を意識します。しかし、ただ単に医療者側だけの提案・発言になると、医療者への依存を招きます。これが強まっていくことで、お任せ医療となり、時には不満となってトラブルを生じることも否定できません。

患者さんに快適な治療を受けていただくにあたって、患者さん自身が十分納得し、それを意識できることが重要です。治療への満足度を高める付加価値としても、こうした自己決定支援へのコミュニケーションは欠かせないと考えます。

こうした質問は、患者さん自身が治療への自覚を深め、患者さん自らの純粋な治療決定をうながしていく効果が期待できます〔図表16〕。それは、お任せ医療である受け身の治療から、患者さん自身が責任を自覚した参加型の治療へと変わっていくことを意味します。

〔図表16〕　自己決定支援へのコミュニケーション

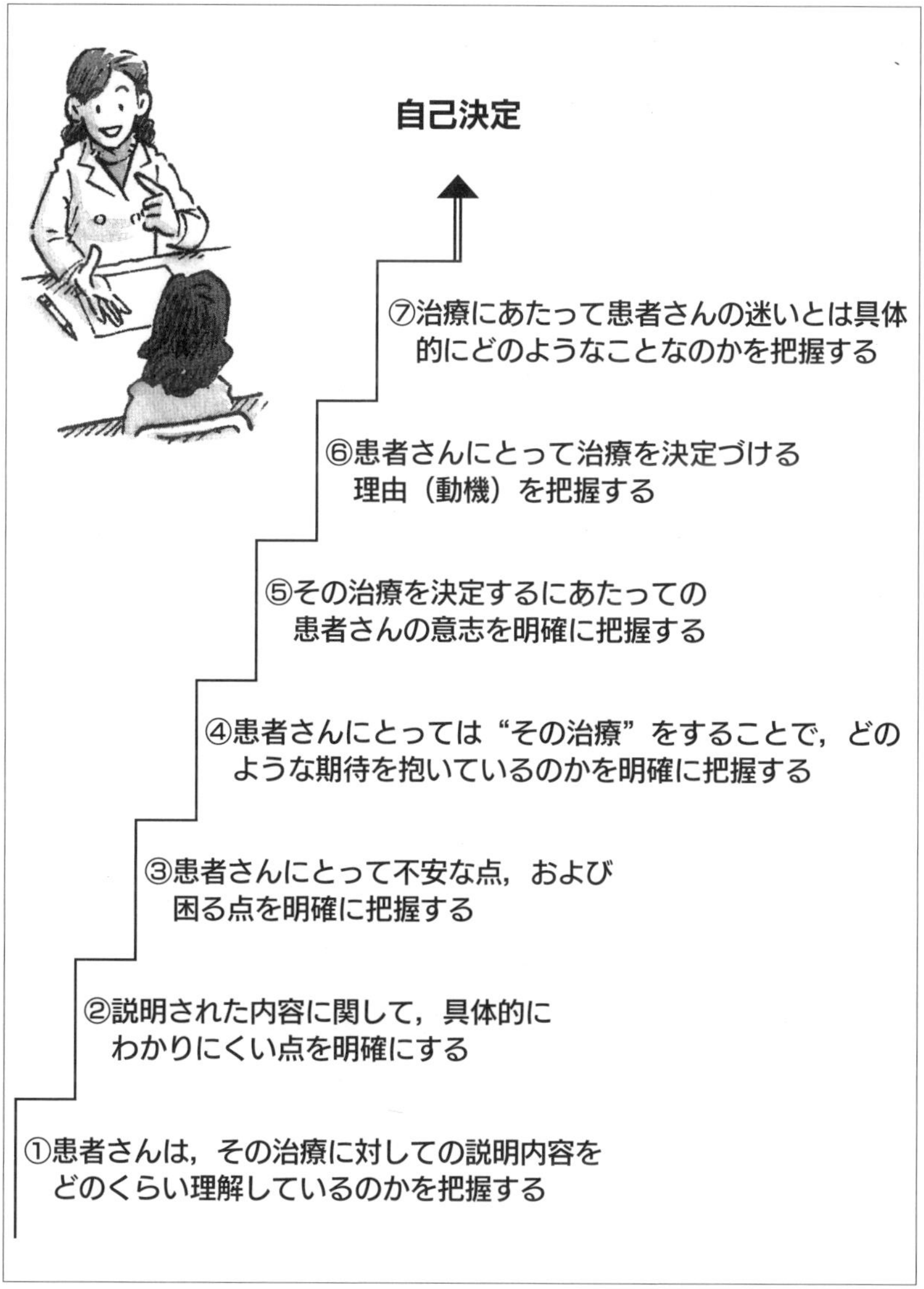
自己決定
⑦治療にあたって患者さんの迷いとは具体的にどのようなことなのかを把握する
⑥患者さんにとって治療を決定づける理由（動機）を把握する
⑤その治療を決定するにあたっての患者さんの意志を明確に把握する
④患者さんにとっては“その治療”をすることで，どのような期待を抱いているのかを明確に把握する
③患者さんにとって不安な点，および困る点を明確に把握する
②説明された内容に関して，具体的にわかりにくい点を明確にする
①患者さんは，その治療に対しての説明内容をどのくらい理解しているのかを把握する

## 2 患者さんのパーソナリティーを読む

人は、それぞれ独自のパーソナリティーをもっており、ものの見方・感じ方・とらえ方・認識の仕方が異なります。さらに、感情の表出も異なります。

同じ歯科医師が、同じ内容の説明を複数の患者さんにしたとしましょう。それぞれの患者さんにとって「理解した」という状態には違いがあります。

ある患者さんは、主治医の説明の内容を、ポイント的に押さえて「理解した」といいます。また、ある患者さんは、主治医の説明の内容を、感覚的にとらえて「理解した」といいます。

そして、別の患者さんは主治医の説明の内容を、一度、頭の中で考え、自分の言葉に置き換えて「理解した」といいます。さらに別の患者さんは、主治医の説明の内容の細かいところまで、一部始終を納得しなければ「理解した」といいません〔図表17〕。

インフォームド・コンセントをするにあたって、このように、患者さんによって「理解した」状態はそれぞれ違う、ということを知っておく必要があります。

また、人とのかかわりの中では、さまざまな思い込みや誤解が生じていることも少なく

〔図表17〕　**患者さんのいう「理解した」とは**

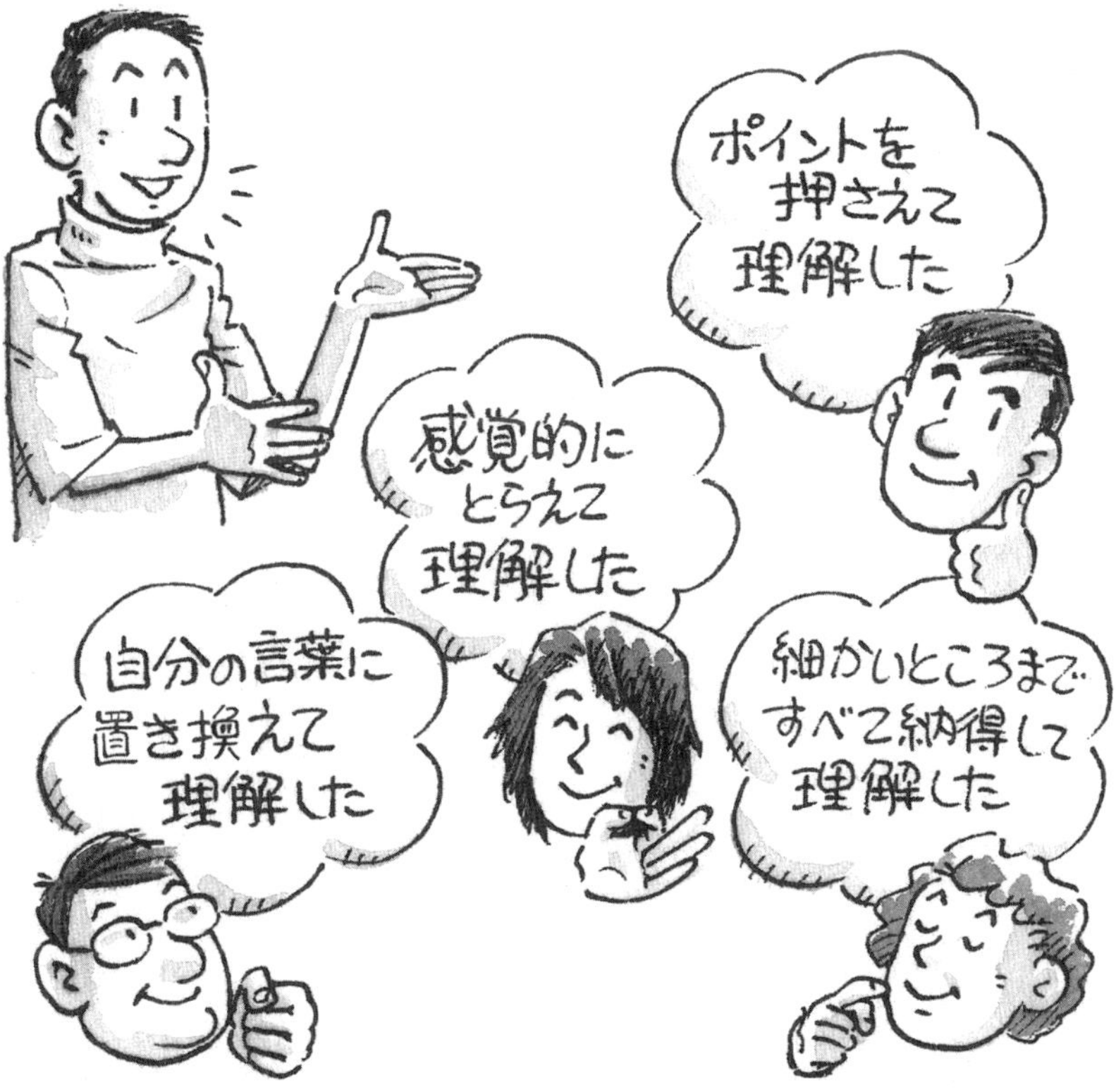


★同じドクターが同じ内容を説明しても、患者さんのパーソナリティーによって「理解」の仕方が異なります。
ある患者さんは「内容のポイントを押さえて“理解した”といいます」①
ある患者さんは「内容を感覚的にとらえて“理解した”といいます」②
また、ある患者さんは「内容を頭の中で考えながら自分の言葉に置き換えて“理解した”といいます」③
さらに、ある患者さんは「内容の細かいところまで気になり、一部始終を納得してはじめて“理解した”といいます」④

ないという現実への理解も大切です。

主治医にとっては、うなずいている患者さん、質問がない患者さんは、説明内容を「納得している」と認識し、何度も説明しているにもかかわらず、質問の多い患者さんに対しては「なかなか理解できない人」と認識する傾向が多々生じているようです。

心理学・行動分析的にいうならば、社交性ある患者さんは、あまり詳細にはこだわらない行動傾向をもつため、内容を完璧に理解していなくても、主治医の言動にうなずいてしまうという動作が見られます。

また、協調性のある患者さんは、相手に合わせようとする意識が反応的に働く行動傾向をもつため、自ら質問を積極的に投げかけません。

逆に、慎重かつ冷静な患者さんは、説明された内容を正確に理解し、納得したいという想いが強い行動傾向にあるため、詳細にわたって、繰り返し質問をしていく傾向が見られます。

もし、私たちがこのような患者さんの行動傾向、患者さん独自のパーソナリティーを十分に理解していたなら、それぞれの患者さんに対する説明の仕方も変わり、効率の良い対応、効果的なコミュニケーションをしていくことが可能になるのです。

# *3* 患者さんの言動から読み取るパーソナリティーと効果的な対応

## 1　患者さんの行動傾向４つのパターン

世の中には、人を分析するためのさまざまなツール（エゴグラム、パーソナル・プロフィール・システム、各種心理検査など）が存在します。どれも素晴らしい分析方法であると思います。

ここでは、患者分析することを目的にするというよりは、むしろ、患者さんを客観的に理解していくことを目的にし、その上で患者さんにとって心地の良い対応を身につけていただくために、心理学的な観点から、総合的に解説していくことにします。

そもそも人の何気ない行動は、その人の「欲求」「恐れ」「動機」から形成されていることが、行動科学的に明らかになっています。つまり、このことは、患者さんの何気ない言動を洞察し、適切な質問・対応をしていくことで、その患者さんを深く理解できるということを可能にします。

患者さんからのメッセージ（患者さん特有の表現方法・言動）から、いかに迅速に患者さんのパーソナリティーを理解するか否かということは、質の高い効率の良いコミュニケーションを展開するか否かにつながります。

さらに、患者さんを深く理解するために重要なテーマは、すでに述べてきた患者さんから発する非言語的メッセージです。非言語的メッセージをベースに、心理学・行動科学的な側面から、患者さんの行動特性にもとづき、カウンセリングテクニックを活用した効果的なコミュニケーション方法は、実践に役立つ活きたコミュニケーションであるといっても過言ではないでしょう。

残念ながら、この方法を正確かつ確実にお伝えしたいのですが、実践の中で効果を発揮するためには、文章で伝えきれない部分が多く、加えてそのノウハウは体験的に習得していただくことが望まれます。ここでは、あくまでも総論的な解説になりますことを、お断りしておきます。

（なお、ご関心のある方々は、セミナーを開催しておりますので、本書の奥付に記載されています「著者のプロフィール」のＨＰを参照していただければ幸いです）

では、その方法論について、できるだけ簡潔に解説していくことにします。
解説のように、普段から患者さんの何気ない行動を洞察することを心がけましょう。診療場面で、このような患者さんに出会いませんでしたか。ここでは、患者さんの行動から読み取れるパーソナリティーを理解していただきます。

## 待合室での患者さんの様子

治療が長引き予約時間を30分経過しているという状況。患者さんによってその反応が異なります。

①無造作に雑誌をパラパラとめくりますが、その動作から、苛立ちがこちらに伝わってきます。周囲を気にすることなく、受付に「遅いね！　まだなの？　ずっと待っているんだけど！　どうなってんの？　こっちは時間ないんだけど、あとどれくらい？」と思ったことや感情を、そのままストレートに出してしまう患者さん。

②混み合った待合室。そこで、見知らぬ患者さんにもフレンドリーに話しかける社交的な患者さん。それでも時間を持て余し、受付へ行き、「きょうは、ずいぶんと混み合っているのねぇ。まだまだ時間がかかりそうかしら？」「まぁ～、そうなの?!」「あらまぁ、どうしようかしら～」と表現的な口調で話す患者さん。

③不満を表情に出すことなく、じっと黙って忍耐強く待っている患者さん。隣に座っている患者さんが苛立っている様子で、「ずいぶん時間がかかりますよね。どうしようかしら、もうすぐ子どもが学校から帰ってきて、塾に行く前に食事をつくってあげなくてはいけないのに……困ったわ」と嘆いているのに対して、「そうですか、それは困りましたね」と、穏やかに答えてあげる患者さん（実は自分自身も急いでいるというのに……）。

④無表情でじっと待っている患者さん。待合室の状況を把握したあと、そっと立ち上が

〔図表18〕　待合室での患者さんの反応

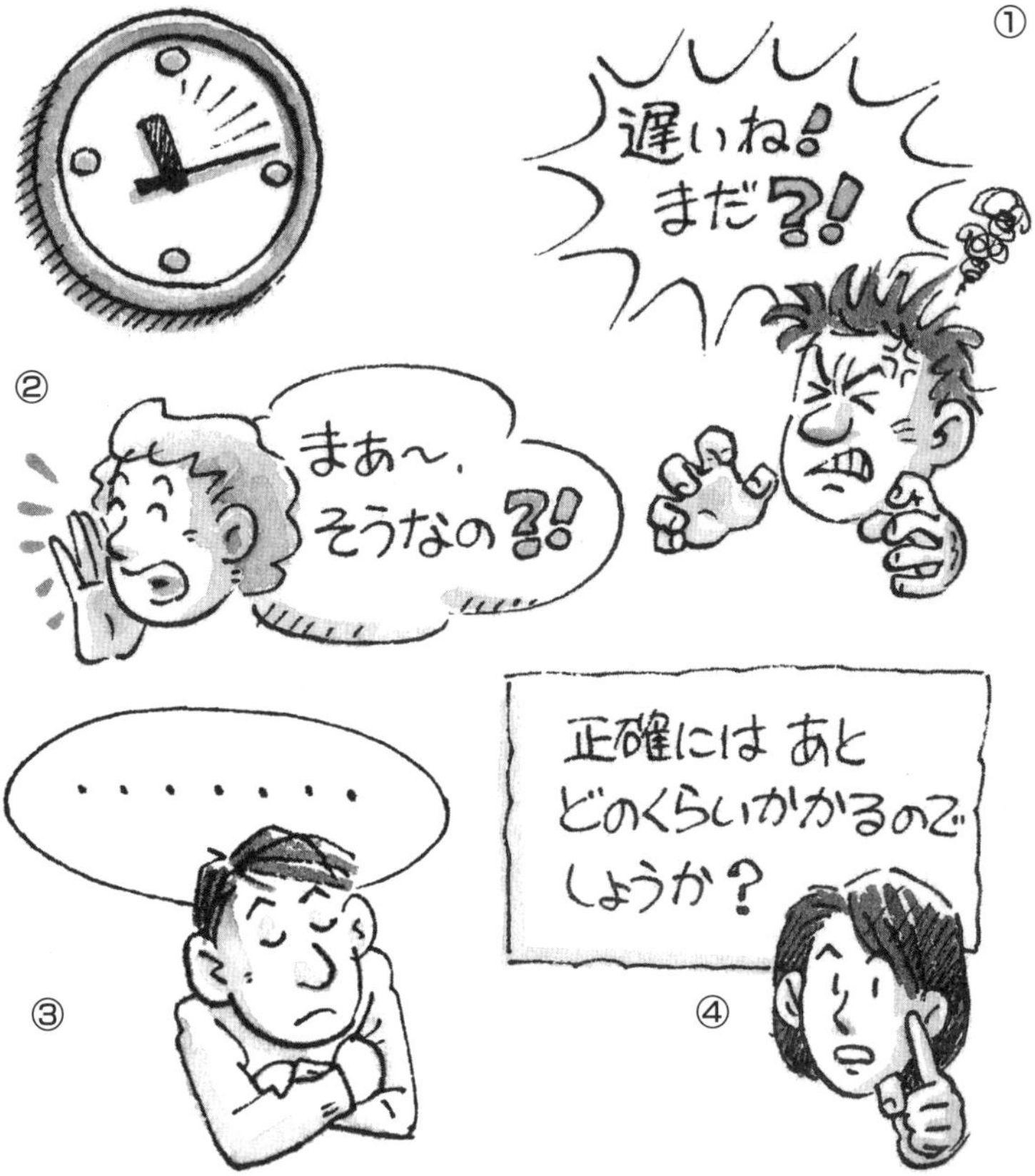
①
遅いね!
まだ?!
②
まあ~、
そうなの?!
③
・・・・・・・・
④
正確にはあと
どのくらいかかるので
しょうか?

同じ時間を待たされていても、患者さんによって、その反応が異なります。

①苛立ちを隠せない患者さん
②見知らぬ患者さんに話しかける社交的な患者さん
③無表情でじっと忍耐強く待つ患者さん
④冷静に状況をさぐる患者さん

り受付に話しかけました。「すでに30分を経過しているのですが、今はどのような状況ですか？　正確にはあとどのくらい時間がかかりますか？　実は、このあと予定が入っていますので、状況によっては次回に診てもらうかどうかを判断したいと思うのですが」と、冷静に尋ねる患者さん。

同じ状況の中、同じように急いでいて、同じように苛立っている患者さん。しかし、それぞれの患者さんによって、その表現方法は異なります。

このような状況下では、こちら側は、①のように直接的に想いや感情を訴える患者さんは非常に苛立っているかのように感じ、逆に③のように、あまり表情に出さずじっと待っていてくれる患者さんは、あまり苛立っていないかのように感じたりします。

しかし、ここに思い込みや誤解が生じていることを理解しましょう。人は、同じような状況の中、同じくらいに苛立ちがあったとしても、その表現方法は、それぞれ異なっているということを前提におき、患者さんを理解していく必要があります。

## 2　患者さんの行動傾向別の対応法

それでは、それぞれ表現方法の異なった患者さんの行動傾向に対する効果的な対応を、心理学・行動科学にもとづいて解説していくことにしましょう〔図表19〕。

〔図表19〕　患者さんの行動傾向

### ①の患者さん

〔特　徴〕
・周囲を気にしない
・大胆に振舞う
・自らの想いや感情を直接的に訴える

〔求めること〕
・回答を早く聞きたい
・迅速な行動

〔嫌がること〕
・回りくどい言い回し
・細かい説明

### ②の患者さん

〔特　徴〕
・社交的で話し好き
・表情が豊かで明るいイメージ
・フレンドリー

〔求めること〕
・気持ちを大切にしてくれること
・賞賛

〔嫌がること〕
・事務的な対応
・認められないこと

### ③の患者さん

〔特　徴〕
・忍耐強い
・穏やかな雰囲気
・聞き上手

〔求めること〕
・安定した対人関係
・あたたかいサポート体制

〔嫌がること〕
・摩擦や衝突
・強い口調

### ④の患者さん

〔特　徴〕
・礼儀正しい
・冷静
・論理的な口調

〔求めること〕
・多くの正確な情報
・質の向上

〔嫌がること〕
・あいまいな回答
・ナレナレしい態度

### ①の患者さんの行動傾向と効果的な対応

周囲の目をあまり気にせず、大胆に振舞う患者さん。自らの想いや感情を直接的に訴える患者さん。このような行動傾向の患者さんの多くは、〝待つ〟ことを好みません。常に前進することに意識が向き、相手からの回答も迅速に求めます。

たとえば、ＴＢＩをしていても、こちらの話を最後まで聞かずに、話の途中で自ら歯ブラシを動かし始めたり、こちらの話の途中でも中断して、患者さんが話をし始めてしまったりすることが多く見受けられるはずです。〝待つ〟ことを嫌い、早くすすみたいという欲求が根底に存在しているために表れる無自覚的な行動です。

**＜効果的な対応＞**

このような患者さんに対しては、まずは結論からポイント的に示すことで、聞く姿勢を示してくれます。

「こっちは時間ないんだけど、あとどれくらい？」と質問する患者さんに対して、「申し訳ありません。あと**10分ほど**お待ちいただけますでしょうか？」と結論（あと10分ほど）を優先した対応が効果的です。

**＜注意する対応＞**

迅速に結論を求める傾向にあるため、回りくどい言い回しを嫌います。また、細かい状況を長々と説明することは、かえって患者さんの苛立ちを増加させてしまいます。

## ②の患者さんの行動傾向と効果的な対応

普段から社交的で話し好きの患者さん。表情も豊かで明るいイメージをもつ患者さん。

このような行動傾向にある患者さんの多くは、人と接するのを好み、気持ちを重んじ、他者から認められることを好みます。

ＴＢＩをしていても、おしゃべりをしながら楽しい雰囲気をつくり出したり、患者さん自体、お話し好きで、話が展開しすぎて、つい内容が脱線してしまうことが多くあるはずです。これは常に〝人〟に意識が向き、フレンドリーな関係性を好むと同時に、他者からも〝認められたい〟という欲求が根底に存在するために表れる無自覚的な行動です。

**＜効果的な対応＞**

このような行動傾向の患者さんは、気持ちを優先し、患者さんを尊重する姿勢を示すことで、心を開いてくれます。

「きょうは、ずいぶんと混み合っているのねぇ。まだまだ時間がかかりそうかしら？」

と質問する患者さんに対して、

「**お忙しい中、ずっとお待ちいただきまして申し訳ありません。**おそらく、あと10分ほどお待ちいただくかと思いますが……、**○○さんのご都合はいかがでしょうか？**」

といった対応は、患者さんの気持ちを重んじたねぎらいのメッセージで、患者さんの存在を大切にしていることが伝わるため、とても効果的です。

**〈注意する対応〉**

通常のマニュアル的・事務的な対応は、この患者さんにとっては冷たく感じられてしまうので、避けたほうがよいでしょう。

## ③の患者さんの行動傾向と効果的な対応

待たされる状況の中でも、不満を表情に出すことなくじっと黙って忍耐強く待っている患者さん。このような患者さんの多くは、だれよりも忍耐強い傾向があります。対人関係においても、摩擦・衝突のない安定した関係性を望みます。言い合いになったり、雰囲気が崩れたりするのを恐れるため、無自覚的に自らの気持ちを抑制することで、安定をはかろうとします。

ＴＢＩをしていても、こちらに協調しようとする気持ちが働くため、指示どおりに地道にやってくれます。自ら積極的に発言することは少なく、こちらの話を忍耐強く聞いてくれる患者さんです。

**〈効果的な対応〉**

こうした患者さんに対しては、患者さんの気持ちに気づかず、見過ごしてしまうことが少なくありません。忍耐強くじっと我慢している患者さんに対しても、適度に患者さんにアイコンタクトをとり、適度な声かけをする配慮が大切です。

「○○さん、お待たせしてすみません。あと10分ほどお待ちいただくことになるかと思いますが、**お困りのことはありませんか？**」などと、それとなく患者さんの状態を確認する意味でも、回答をうながす声かけが効果的です。

### ＜注意する対応＞

あわただしい診療の中で、積極的に苛立ちを訴える患者さんに対しては、あわてて対応してしまいがちですが、③のタイプの患者さんも、他の患者さんと同じように「苛立ち」を感じていることを理解してください。

患者さん自身は、積極的に不満を出すことはありませんが、「どうしよう。ここでは気持ちも理解してもらえそうにないから、他のクリニックで診てもらおうかしら……」などと、心の中での会話が始まり、やがては来院する意欲を低下させてしまいます。

### ④の患者さんの行動傾向と効果的な対応

普段から発言は冷静で、いつも礼儀正しい患者さん。どちらかというと表情を顔に出すことなく、何事にも理論的で慎重に考える行動傾向にある患者さん。

このような患者さんの多くは、常に状況を判断し、時間をかけて十分納得した上で行動します。これは、質を重視したいという欲求が根底に存在するため、常に正確な情報・多くの情報を求めようとします。ものごとを吟味しながら、多くの質問を投げかけるといった無自覚的な行動です。

ＴＢＩをしていても、なぜその方法が良いのか、なぜそのオプションが必要なのか、効果のほどは何をもっていっているのかなど、常に頭の中で考えています。こちらの話を一部始終しっかりと聴き、疑問な点は納得するまで質問をし続けていきます。

**＜効果的な対応＞**

このような行動傾向の患者さんは、あいまいな対応を嫌います。良い情報も、悪い情報も、主観的な意見は避け、客観的かつしっかりとした根拠の上で提示することで信頼を傾けてくれます。

「すでに30分を経過しているのですが、今はどのような状況ですか？　あとどのくらい時間がかかりますか？」と質問する患者さんに対し、

「ご迷惑をおかけいたしましてすみません。**状況をご説明させていただきますと、ただいま、とても難しい治療をしております。途中、ハプニングがない限り、おそらく、あと10分お待ちいただくことになるかと思います**」

と状況説明と予測できることを重ねてお伝えすることが効果的です。

**＜注意する対応＞**

必要以上に愛想を振りまいたりするのは、かえって逆効果です。〝その状況をごまかそうとしているのではないか……〟といった印象を与えてしまいます。また、あいまいな返答や対応を嫌います。あいまいな返答に終始しますと、信頼をなくし、やがて不信感へと変わっていきますから、要注意です。

## 4 患者さんを動機づける動因と誘因

そもそも患者さんの動機というものは、患者さん自身が強く感じる想い（＝動因）とそれの影響する外的なかかわりによって、患者さんの気持ちが強まる（＝誘因）から成り立ちます。

たとえば、「歯を白くしたい」という患者さん自ら発する欲求（動因）が存在していたとしても、それだけでは、すぐにクリニックに来院する行動には至りません（正確にいうならば、強い欲求があれば直行するでしょう）。

患者さんの「歯を白くしたい」という欲求に対して、そこにさまざまな想いが存在しています。

「費用は高くないかしら？」

「永久に白い歯でいられるのかしら？」

「痛くないかしら？」

「薬品は安全なのかしら？」

「不自然な白さにならないかしら？」

〔図表20〕　患者さんの“迷い”を扱う

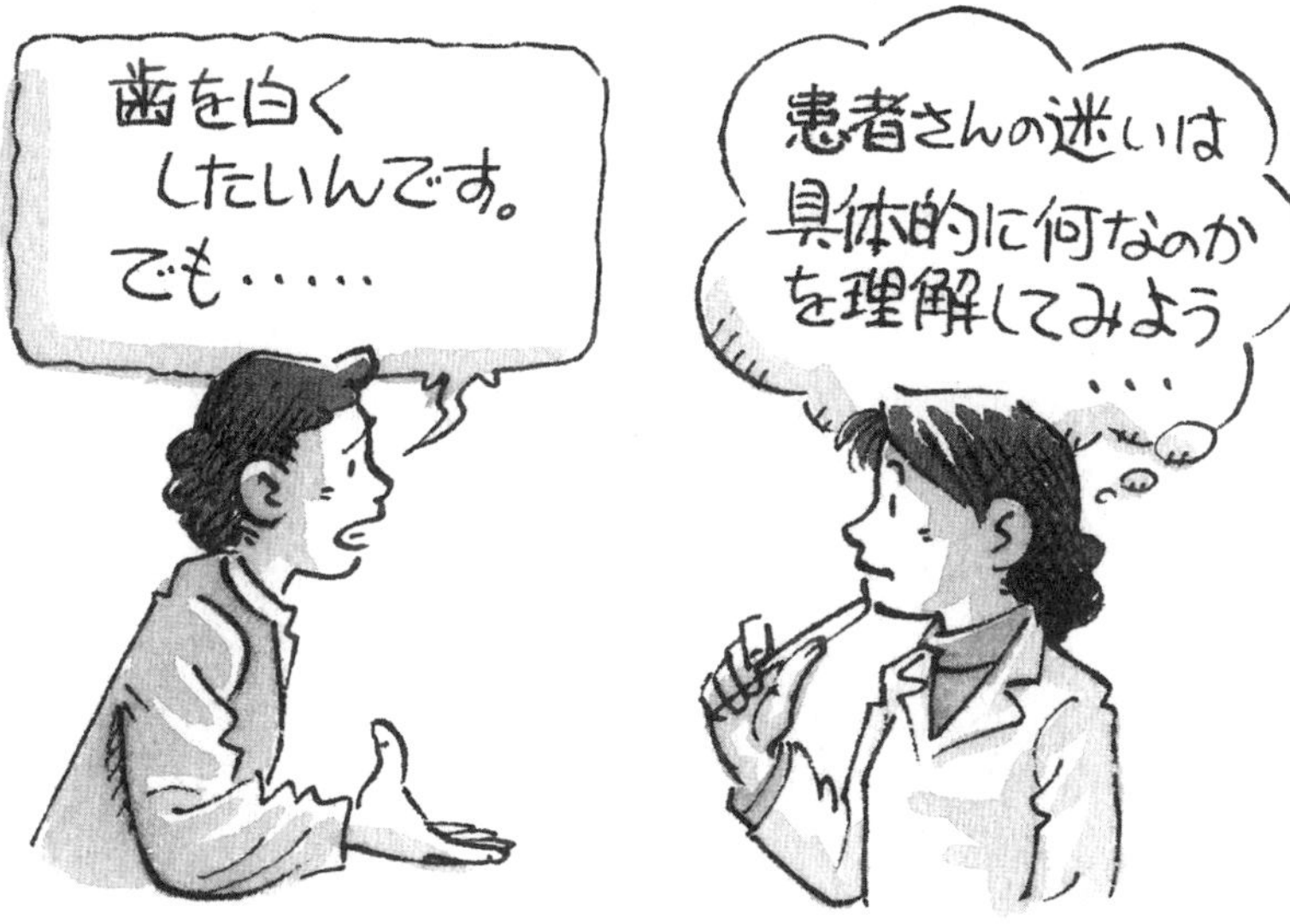
歯を白くしたいんです。でも・・・・・
患者さんの迷いは具体的に何なのかを理解してみよう・・・

「どこのクリニックがいいのかしら？」……など。

そんな想いをもつ患者さんが、ある日、待合室で、ホワイトニングを終えた患者さんに出会いました。

嬉しそうな表情、受付での会話を通して伝わる喜び、そして、患者さんの歯の白さを目にしたとき、ホワイトニングへの意識が高まってきた様子です。

いつもは見逃していたホワイトニングのパンフレットが目に留まり、そのパンフレットの内容を見て、さらに気持ちが高まりました。ホワイトニングに対する意識が以前よりも強化されてきているのです〔図表20〕。

このように、外的な影響力で患者さんの欲求を高めていくことが「誘因」となります。自ら発する欲求（動因）と、それを強化するかかわり（誘因）があったときに、患者さんの「歯を白くしたい」という動機は高まり、自らが行動（治療）に移るのです。

正確にいうならば、私たちは、所詮、患者さん自身の欲求（動因）をつくることは不可能です。しかし、こうした患者さんの動因を強化するための環境づくり（誘因）へのアプローチをすることで、患者さんへの動機を高めていくことができるのです。

### *Column* 「動因」と「誘因」の例

「英語を学ぶことは大切だなぁ～(動因)」と思っていた人が、海外の友人ができたことによって「もっと会話をしたい！　英語を勉強しよう！(誘因)」と行動します。

「やせたいなぁ～(動因)」と思っていた人が、雑誌のステキなモデル写真を見て、「ダイエットしよう（誘因)」と行動します。

「留学したいなぁ～(動因)」と思っていたDHが、海外で活躍している日本人DHの記事（誘因）を「歯科衛生士」で読んで決意しました。

「歯周病学をもっと身につけたい(動因)」と思っていたDHが、先輩の姿をみて（誘因)、「もっとプロになるためにセミナーに参加しよう」と行動しました。

１冊の書物（誘因）に深く感動して、考え方が変わりました。

# 5 心理分析を通した効果的なモチベーションの向上

それでは、患者さんの動機づけを考えるにあたって「誘因」にもとづいて、どう患者さんにアプローチするのが効果的かを考えていくことにしましょう。

前述した例を元に、具体的に患者さんの行動傾向を考慮したコミュニケーションについて触れていくことにします。

ここでは「患者さんの行動傾向」〔図表19〕にもとづいて、次の患者さんの〝行動傾向はどのようなパターンであるのか？〟〝その患者さんに対しての効果的な対応とは？〟ということを頭の中で考えながら読んでください。

患者さん（中村さん）は、30歳代のOLです。いつも明るく朗らかで、社交性のある患者さんという印象です。普段から美容には関心があり、美肌づくり・痩身を積極的に心がけているようです。口腔内にも関心を示し、口臭予防・歯周病予防のために、定期的にクリニックに通い、オーラルケアにも力を入れています。

ある日、オフィスホワイトニングを終えた患者さんが待合室に戻ってきました。受付で次回の予約をとりながら、楽しそうに話しています。そして、大満足の笑顔でクリニックを出ていきました。

中村さん（まぁ！　なんてキレイな歯でしょう！　あんなに白くなるなんて。笑顔もステキ）そう思いながら、思わずホワイトニングの冊子を手にとり読みはじめました。

受　付「中村さん、ホワイトニングにご関心がおありですか？」

中村さん「そうね、ちょっとあるわね。でも、白くするためには薬品を使うのでしょう？歯や歯肉に悪い影響はないのかしら？」

受　付「良いご質問ですね。もしよろしかったら、今、お待ちになっている間、当院のホスピタリティ・カウンセラー（ＨＣ）から詳しい話をお聞きしますか？中村さんがお聞きしたい内容だけでもかまいませんので、よろしければお申し付けください。ホワイトニングは、緊急を要する治療ではありませんので、こちらから無理におすすめすることはいたしません」

中村さん「そうね、ちょっと聞いてみたいわ」

――カウンセリングルームに通し、ＨＣを紹介する――

ＨＣ「ホワイトニングに関するご説明をさせていただきますホスピタリティ・カウ

ンセラーの工藤と申します。よろしくお願いします。

　本日は、限られた時間の中ですが、中村さんのご質問に関するお答えを中心にお話しさせていただければと思います。何かございますか？」

中村さん「私は今、予防のためにこちらに通っているの。とくに歯周病予防に。ホワイトニングはお薬を使われるのでしょう？　歯を白くするくらいだから、きっと強いお薬なのでしょう？　歯や歯肉には悪い影響はないのかしら？」
H　C「良いご質問ですね。歯を白くするくらいなので、強いお薬にさらされるのではないかというイメージをもつ患者さんが多くいらっしゃいます。
　ご説明させていただきますと、当クリニックでは過酸化水素水の入った薬品を用いて歯を白くするものです。わかりやすいものであれば、オキシドールという消毒の薬品がその成分にあたります。歯科治療でも、治療や消毒に使用されている、長い歴史をもった安全な成分です。

　本格的なホワイトニング製品が普及して15年が過ぎますが、危険性を指摘された報告はありません。中村さんが通院してくださっている理由として、歯周病予防をあげられましたね。実は、歯のホワイトニング効果が発揮されたのは、歯肉炎の治療がきっかけであったとのことです。歯肉炎を起こす歯周病菌への殺菌を目的に、過酸化尿素が使われていた際に、歯が白くなっていたという副産物として発見されたそうです。もう30年以上も前のことです」

中村さん「へえ〜！　そうなの?!　すごい発見だったのね！」

H　C「そうですね。偶然とはいえ、素晴らしい発見だったと思います。それがなかったら、デンタルエステといった発想もなかったでしょうから（笑）」

中村さん「本当ね。私、エステにもとっても興味があるの。美肌とか痩身とか……髪の毛にも気を使っているのよ」

H　C「そうでしたか、中村さんはとても努力されていらっしゃるので、お若く見えるのですね」

中村さん「まぁ！　ありがとう。とっても嬉しいわ」

H　C「他には何か気になることがございますか？」

中村さん「そうね、お薬が安全だということはよくわかったわ。でも、実際にはどのくらい白くなるのか、というイメージがつかめなくて……、さっき、待合室でホワイトニングをした患者さんをお見かけしたのですけど、あのくらい白くなりたいわね」

H　C「大切なご意見ですね。一概に「白い歯」といっても、そのイメージは患者さんによっても違いますので……。

これはシェードガイドといって、歯の白さを示した歯のサンプルです。実際にホワイトニングを行う前には、ご自分の歯の色を確認していただき、患者さんがどのような白さをご希望なのかということをうかがった上で、その限界と予測についてもお話しさせていただいております」

中村さん「それなら、こちらの意向も伝わりやすいわね。私ね、もっと歯が白くなったらリップ（口紅）も変えたいのよ。ほら、今は肌に近いナチュラルな色が流行っているじゃない?!

でも、試してみたらなんだか老けちゃってね。歯が白くなれば、それだけでも若々しく感じるでしょう。さっそく、予約をとろうかしら」

HC「そうですね。ホワイトニングをなさるとお顔の印象も変わるかと思います。自然色のリップは、きっとお似合いになるかと思います。

本日は、中村さんのご質問にそってご説明させていただきましたが、実際には、まだご説明の足りないことが多々ございます。被せてあるご自分の歯でない箇所にはホワイトニング効果がないこと、お口の中を診査した上での注意点や予測すること、ホワイトニングをした後のメインテナンスなどについて、お話したいことが残っております。本日は、治療のお時間となりましたので、ぜひ、次回またお話をすすめさせていただくということではいかがでしょうか？

パンフレットもお持ちになって、一度目を通していただけると、またご質問もいただけるかと思います」

中村さん「あら、そうなの。やだわ、私ってせっかちだわね（笑）。では、次回、ぜひお話を聞かせていただくわ」

さて、ＨＣとの会話を通して、この患者さんは「患者さんの行動傾向」〔図表19〕に示した①〜④の患者さんの、どの傾向であると考えますか？

答えは「②の患者さんの行動傾向」です。

まず、この患者さんの言動に焦点を当ててみましょう。

口調はフレンドリーです。文章ではわかりにくいかと思いますが、フレンドリーな患者さんは声の調子も軽やかでハツラツと発言しますので、臨床の場ではそれもポイントとなります。

また、発言に意識を向けると、この患者さんのように「へえ〜！　そうなの?!」「まぁ！ありがとう」といった表現的な口調が多く使われるのも特徴です。こうした患者さんは、事務的な対応をされるのを嫌い、気持ちを優先し、尊重した対応を好みます。

ここでは、ＨＣは、失礼のない程度に、極力事務的な対応を避け、適度にフレンドリーな発言をして会話をつないでいます（会話例(1)）。

さらに、適度な賞賛もしています。他の行動傾向の方にとっては、それは、なんとなく違和感をもつこともありますが、この②の行動傾向の患者さんにとっては、それをむしろ心地良く感じられます。なぜなら、根底に「認められたい」「褒められたい」という心理的欲求が存在するからです。

ここでは、患者さんの普段気を使っていることへの、努力の結果をしっかり褒めています（会話例⑵）。

**会話例⑴⑵**

⑴　ＨＣ「そうですね。偶然とはいえ、素晴らしい発見だったと思います。それがなかったら女性の味方、デンタルエステといった発想もなかったでしょうから（笑）」

中村さん「本当ね。私、エステにとっても興味があるの……」

⑵　ＨＣ「そうでしたか。中村さんはとても努力されていらっしゃるので、お若く見えるのですね」

また、患者さんの会話の流れに注目してみると、内容が展開していきます（会話例⑶）。それに対してＨＣは、患者さんの想いを共有した上で、話を元に戻し、脱線を防いでいます（会話例⑷）。

もし、ここで患者さんのそうした想いを無視して話をすすめていくとしたなら、患者さんの心の中に、自分の想いは伝わっていかない、自分を理解してもらえないという気持ちが生じ、会話がトーンダウンしてしまいます。

決められた時間内で効率よく、患者さんに不快な思いをさせないように会話をすすめていくにあたっては、一度、患者さんを受け入れてから、話を共有した上で、内容が脱線しないように導いていくことが大切です。

**会話例(3)(4)**

(3) 中村さん「……私ね、もっと歯が白くなったら、リップ（口紅）も変えたいのよ。ほら、今は肌に近いナチュラルな色が流行っているじゃない?! でも、試してみたらなんだか老けちゃってね。歯が白くなればそれだけでも若々しく感じるでしょう……」

(4) HC「そうですね。ホワイトニングをなさると、お顔の印象も変わるかと思います。自然色のリップは、きっとお似合いになるかと思います。本日は中村さんのご質問に対してご説明させていただきましたが、実際には、まだご説明が足りないことが多々ございます……」

その上、この行動傾向の患者さんは、説明された内容を感覚的にとらえる傾向にあります。ＨＣの話のイメージをふくらませ、理解したかのような感覚になり、決定してしまいます（会話例(5)）。

ここで大切なことは、必ずすべての内容を理解していただいているかの確認です。今回は時間切れとなり、次回に続いていますが、通常は、内容をフィードバックすることで、患者さんがどこまで正確に理解されているかを確認することができます（会話例(6)）。

**会話例(5)(6)**

(5) 中村さん「それならこちらの意向も伝わりやすいわね。私ね、もっと歯が白くなったらリップ（口紅）も変えたいのよ……さっそく予約をとろうかしら」

**〈例〉**

(6) ＨＣ「術後、歯がしみることがあるというご説明させていただきました。このところで、何かご心配なことはありませんか？」

＊大切なポイントに焦点を当ててフィードバックすることで、患者さんの理解度を把握します。

次に、ＨＣが患者さんに向けて、誘因への環境づくりという観点からお話ししていきましょう。

患者さんの「歯を白くしたい」という想いはあるものの、実際には患者さんの中では、決定に至るまでの強い動機は存在しませんでした。そのため、患者さんの動機を逆に引っ張る要因は何なのかということを理解しなくてはなりません。

それには、患者さんが迷いを生じている内容に焦点を当ててお話をすすめていくことが理想です〔図表20〕。

説明の場で多く見られるのは、マニュアルにもとづいた解説になってしまうことです。専門的な解説を一方的に話すことは、患者さんにとっての「迷い」となるものを見落としてしまいます。

患者さんが〝聞いている〟ことは、イコール〝理解されている〟こととは限らないという点が大切です。こちらが重要であると思って話した内容が、患者さんには見落とされてしまったり、患者さんが過剰な期待をしてしまうことがあります。

また、コミュニケーションは、長く話すことが質を高めることではありません。決められた時間内で、いかに効率よく効果的に質の高いコミュニケーションが実現できるかということが、最大のテーマです。

そのためには、患者さんの疑問に焦点を当ててお話をすすめることで、患者さんの関心・興味を高めることができます。

　一方、このように、患者さんの楽観的な判断によって、すぐに決定しようとすることは、誤解や思い込みを招き、後のトラブルの原因にもなりかねません。

　ですから、起こりえるトラブルを予測して、患者さんが十分理解していただいているか否か、それは何をもっていえるのかということを踏まえて、会話をすすめていく姿勢がとても大切なのです。

　ここでの患者さんは、待合室での気持ちとカウンセリングルームでお話ししたときの気持ちには変化が生じており、明らかに動機が高まっていることをご理解いただけたかと思います。

　次に大切なことは、この動機が高まった患者さんの気持ちを大切に扱い、患者さんが納得した上での自己決定に導いていくことです。そのためには、常に患者さん中心のコミュニケーションが求められます。

　この段階になりますと、マニュアルどおりの説明には限界があります。患者さんを中心として、患者さんの理解レベルを確認しながら、マニュアルを効果的に活用していくことで、コミュニケーションの質は高まっていきます。

　いわばマニュアルに沿いながら、マニュアルを超える臨機応変な対応こそ求められているのであり、コミュニケーション能力のレベルアップは、確実に患者さんの信頼を得ることにつながります。

# 第5章

# リピート率向上へのアプローチ

# 1 患者さんの動機は永遠ではない

過去に、感動した映画を見たことがありますか？

こんなにも素晴らしい感動作品は他にないと、涙するくらいの小説に出会ったことはありますか？

その時の感動、その時の想い、その時の気持ちの高まりを今でも覚えていますか？

そして、今現在、それはどのようになっていますか？

その時と同じ感動、その時と同じ想い、その時と同じ気持ちの高まりは、今もなお、その時と同じように変わることなく、ずっとそのまま続いているのでしょうか？


人は、過去における想いや気持ちは、時とともに変わっていく生き物です。ですから、過去における感動も、1年が過ぎ、2年が過ぎ……時を重ねていくとともに薄れていってしまうか、あるいは、別の感覚に変わっていくのです。それゆえ、大切な人を失ったという悲しい喪失感も、時の流れとともに和らぎ、元気になっていけるのです。

患者さんの〝動機〟も同様です。

その時に、動機が高まった患者さんであったとしても、その気持ちは永遠には続きません。必ず時間とともに低下していきます。とくに医療現場においては、痛み・苦痛が伴う急性疾患に関しては、患者さんは、早く痛みや苦痛から解放されたい想いから、来院する動機が強まります。

しかし、糖尿病などの生活習慣病のような慢性疾患においては、自覚症状もなく、危機感ももたれないために、治療へのドロップアウトが多くあるとのことです。

歯科医療の中での口腔内ケアもまた、管理していく医療であるため、患者さんへの意識づけと、意欲をもって来院していただく患者さんの動機づけが、非常に大切なテーマになります。

さらに、その動機をいかに維持していくことができるか、ということも含めて考えていかなくてはなりません。つまり、コンプライアンスの維持・向上です。ここでいうコンプライアンスとは、患者さんの口腔内の健康の維持・増進を目的に、いかに医療者に従ってくれるかという意味です。

そこで、次項では、コンプライアンスの維持・向上を目的にしたコミュニケーションに触れていくことにしましょう。

## 2 心理分析を通した効果的なコンプライアンスの向上

すでに、患者さんの動機は永遠ではないということをお伝えいたしましたが、長期にわたる口腔内のケアにおいては、とくにコンプライアンス（医療者の意向に従う）の向上が必要になります。

そこで、患者さん自らの意志で、来院を繰り返していただけるように、リピート率向上を目指したコミュニケーションについて触れていくことにしましょう。ここでも「患者さんの行動傾向」〔図表19〕にもとづいて、患者さんの理解を深めながら一緒に考えていくことにしましょう。

患者さん（伊藤さん）は40歳代の男性、会社員です。普段から出張や残業も多く、多忙な毎日を送っています。

患者さんの行動傾向は、落ち着きをもった雰囲気の中、口調は冷静で、来院の際の予約はきっちりと時間厳守してくれます。遅れそうなときには、必ず5分前に電話をし、遅れることへの理由も述べてくれます。

口腔内のセルフケアにも、非常に協力的で、忠実に守ってくれます。時には、歯にかかわる健康雑誌などの切り抜きも持参し、興味深く質問を投げかけます。

以下は、ＤＨ（歯科衛生士）と伊藤さん（患者さん）との会話のやりとりです。

ＤＨ「伊藤さん、こんにちは！　その後、お口の状態はいかがですか？」

伊藤さん「指導していただいたとおり、いつものように歯ブラシはやっているのですが、ここ2週間、あまり良い状態とはいえません。どうも歯肉の状態には波があるように感じます」

――ＤＨは口腔内を診る――

ＤＨ「〝歯肉の状態の波〟とは、具体的にはどのようなものですか？」

伊藤さん「出張や残業が続いて疲れてくると、歯肉が腫れる傾向にあるようです。これは僕の気のせいではないと思います。実際に、歯間ブラシもいつも通るものが通らなくなるのですから……」

ＤＨ「そうでしたか。お疲れになると歯肉が腫れてくるのですね」

伊藤さん「そうです。歯ブラシは毎回、食後に教わったとおり、きちっとやっていますし、歯ブラシの交換も定期的にしています。しかし、良い状態のときとそうでないときに波があるのです。なぜでしょうか？」

DH「原因を探るにあたって、いくつかご質問させていただきます。お疲れになっている時の睡眠状態はどうですか？　なかなか眠れなかったり、途中目が覚めてしまったり、睡眠時間が少ないにもかかわらず、早朝に目が覚めてしまうことなどはありませんか？」

伊藤さん「残業が続くと、睡眠状態はまったく良くないですね。寝つきも悪いですし、寝ていないにもかかわらず、身体は疲れているのに、気分が高まっていて眠れないことがしばしばです。途中、何度も目が覚めてしまうこともあります」

DH「自律神経系のバランスが崩れている状態のようですね」

伊藤さん「まあ、そういうことでしょうね。ストレスはかなりありますから。でも、自律神経系が歯肉と関係あるのですか？」

DH「伊藤さんの睡眠状態をうかがいますと、自律神経系のバランスが崩れ、交感神経が優位に働いている状態が続いていることが考えられます。実は、この状態が続くことで、体内ではステロイドホルモン生産量が増えることが明らかになっているのです。そのため、口腔内でも生理学的に弱い炎症状態になることが知られています」

伊藤さん「炎症状態ですか。でも、いつもと変わりなく真面目に歯ブラシをしているのに、なぜ抑えられないのでしょうね？　僕の記憶では、確か歯周病予防には歯ブラシがとても有効だとお聞きしたと思いますが……」

DH「とても良いご質問ですね。歯周病予防には、歯ブラシの効果が高いことは、確かにおっしゃるとおりです。さらに、全身と口腔内とのかかわりも指摘されています。少々、専門的なお話になってしまいますが、自律神経のバランスが崩れることで、免疫系に影響がでてきます。つまり、免疫機能の低下が認められるということです。免疫力が下がることによって、通常、お口を守ってくれる常在菌の活動も低下するために、口内炎や歯肉炎も発症しやすい状態になってしまうのです」

伊藤さん「なるほど。だから残業が続いたときに、口内炎ができたりするのですね。では、このような時には、どうしたらよいのですか？」

DH「免疫力の低下は、ストレスや身体の疲労が大きくかかわっていますので、休日はできるだけゆっくりと、休養をとられることをおすすめします。十分な休養と栄養をとっていただくとよいでしょう」

伊藤さん「驚きました。身体とのかかわりが歯肉にも影響するなんて。歯肉の状態に波があるのは歯ブラシの仕方ではなく、身体の疲労からくる免疫力の低下だったというのですね」

DH「今まで、定期的に伊藤さんのお口の中を拝見させていただきまして、伊藤さんの歯ブラシの仕方には問題はないというのが私の見解です。お話を総合すると、やはり伊藤さんのおっしゃる〝歯肉の状態の波〟の原因は、歯ブラシの仕方というよりは、むしろ免疫系の問題ではないかと考えます」

伊藤さん「それは新たな発見です。やはり、ここに通っていてよかったと思います。歯科衛生士さんは、僕にとって、歯の健康管理のための家庭教師のような存在です（笑）」

さて、ＤＨと患者さんとの会話を通して、「患者さんの行動傾向」〔図表19〕に示した①〜④の患者さんの中で、どのパーソナリティーの患者さんであると考えますか？

答えは「④の患者さんの行動傾向」です。

まず、患者さんの言動に焦点を当ててみましょう。話の内容から、この患者さんは繰り返し通院歴があるにもかかわらず、敬語が多く使われており、礼儀正しいことが観察されます。

ＤＨの指導にもとづいて、歯みがきをきちんと行っていることから、真面目で誠実な患者さんであることが予測されます。また、歯肉の状態と生活リズム（残業や出張）とのかかわりなどを指摘していることから、注意深い人物であることがうかがえます。

このような行動傾向の患者さんは、一般的に質問を多く投げかけてきます。常に頭の中に「なぜ？」という疑問をもちながら、理解を深めようとしていきます。

ですから、あいまいな発言やいい加減な回答を嫌います。事実にもとづいた客観的な解説、データベースにもとづいた正確な情報に動機づきます。

また、慣れ親しんだ関係においても礼儀をもち、ビジネスライクな関係を好むのも特徴です。あまりナレナレしく対応されることを苦手とします。

これらのことを踏まえてみていきますと、DHは非常に礼儀正しく、話し方も論理的であり、この患者さんの特性を十分考慮した効果的な対応をしています。

**会話例(1)**

(1)　伊藤さん「指導していただいたとおり……どうも歯肉の状態には波があるように感じます」

D　H「歯肉の状態の波とは、具体的にどのようなものですか？」

注意すべき点は、ここでは、患者さんの問題意識に対して、DHは具体的に聞いています（会話例(1)）。DHが「歯肉の状態は変化するものなので心配ないですよ」などと、一方的に言い切ってしまったとしたら、患者さんは「ケアをしているにもかかわらず、なぜそうなるのだろう」「何のために通院しているのだろう」……と頭の中で疑問が湧き、次第に信頼感を失っていくでしょう。
そこに焦点を当てた解説をしていくために、DHは、患者さんの訴えに対して**「開かれた質問」**を通して、患者さんの状態を的確に情報収集をしました。

**≪参考≫　開かれた質問とは……**

「はい」「いいえ」では答えにくい質問形式です。たとえば「歯が痛みますか?」という質問では、患者さんは「はい」もしくは「いいえ」と答えるでしょう。
開かれた質問にすると「どのように痛みますか?」「どのような時に痛みますか?」「どのくらい痛みますか?」となります。この質問方法は、患者さんの状態をより深く理解することができます。

**会話例⑵⑶⑷**

⑵　D　H「伊藤さんの睡眠状態をうかがいますと……口腔内でも、生理学的に弱い炎症状態になることが知られています」
⑶　D　H「とても良いご質問ですね。……全身と口腔内のかかわりも指摘されています……」

(4)　ＤＨ「今まで、定期的に伊藤さんのお口を拝見させていただきまして、伊藤さんの歯ブラシの仕方には問題ないというのが、私の見解です。お話を総合すると……」

(2)(3)(4)のＤＨの発言は、すべて主観的な意見ではなく、医学的な事実にもとづいた情報から説明を行っています。

また、患者さんの口腔ケアの状態と、患者さんからの情報を元に、専門的立場から、予測できる原因を慎重かつ理論的に解説していくことによって、患者さんは動機づき、定期的に来院することへの意味を見出しました。

　このような行動傾向の患者さんへのアプローチは、正確さを重視した理論的なコミュニケーションが有効です。主観的な意見ではなく、常に、データベースやエビデンスにもとづいた情報提供は信頼を高めます。

また、わからないことは「わからない」としっかり答え、次回までに調べて報告するといった姿勢が信頼していただく要因にもなります。専門的立場から、良い情報・悪い情報、ともに起こり得る、あるいは予測できるであろう情報を提供していくことも重要なポイントです。

# 3 リピート率向上に向けてのチームサポート

リピート率向上を考えるにあたって、患者さんの意識づけ・動機づけを常に心がけることが必要になります。さらに、患者さんの状況、タイミングに合わせたアプローチをしていかなくてはなりません。しかし、すでにお話ししたとおり「患者さんの動機は永遠ではない」ので、いつ、どのようにして動機づけのアプローチをしていけばよいのでしょうか。

ある説によると、人の動機は2週間後くらいから変化し始めるといいます。どんなに感動したとしても、2週間を超えると、その状態は次第に低下し始めるということになります。そうなると、毎回の患者さんの来院時に見られる些細な様子・言動、そこから得られる情報源が非常に重要なデータとなっていきます。

患者さんの情報をいち早く確認できるようにするために、患者さんのカルテの他に、「患者さん観察シート」を作成しておくのもよいでしょう。誰が見ても一目瞭然に理解できるよう、なるべく簡潔に経過がわかるようにしておくと効率的です〔図表21〕。

患者さんの様子の変化に初めに気づくのが〝受付（あるいはＨＣ）〟です。

たとえば、来院したときの様子と、治療を終えて帰るときの様子に気になる変化はな

〔図表21〕

## 患者さん観察シート

**2008年1月7日　～　2008年3月4日まで**

**患者さんのイメージ（初診時より３回目の来院からの印象）**

★いつも笑顔で挨拶をしてくれる人・歯ブラシや補助器具を積極的に購入するなど歯周病ケアには積極的　（受付・兼田）

★口腔内ケアにはとても関心を示しており、的確な質問を投げかける患者さん（ＤＨ・佐々木）

| 月　日 | 重要度 | 備　　考　（記入者名） |
|---|---|---|
| 1月　7日 | ☑低　中　高 | DHからすすめられた歯ブラシが、前の担当者にすすめられたものと違うとの質問がありました（兼田） |
| 1月18日 | ☑低　中　高 | 前回、歯ブラシを変えた理由について、再度、詳しく患者さんに説明しました。納得された様子です（佐々木） |
| 2月　1日 | 低　☑中　高 | 糖尿病と歯周疾患との関係を聞いて、少々、ショックを受けたことをおっしゃっていました（兼田） |
| 2月20日 | 低　☑中　高 | 歯肉の状態が悪化していたため、患者さんに聞いたところ、前回の話を気にしてしまった様子で、歯みがきに対する意欲低下が見られました。本日は、患者さんのメンタルサポートに時間をとりました（佐々木） |
| 2月20日 | ~~低　中　高~~ | 佐々木さんのサポートで再び笑顔が見られた様子です。帰り際、笑顔いっぱいでした（兼田） |
| 3月　4日 | ~~低　中　高~~ | フォローアップ良好！（佐々木） |
| 3月　4日 | ~~低　中　高~~ | 受付からも問題なし！（兼田） |

＜重要度の評価＞　低＝少々気になった程度　中＝今後は注意が必要　高＝クレームになる可能性あり

かったか……、毎回の来院、そこに、いつもと違った様子は感じられなかったか……などと、患者さんの変化にもっとも敏感に気づくことが可能です。

待合室という「待つ」ことを位置づけた空間は、患者さんにとって「話す機会を与える」という環境でもあり、診療中に言い出せなかったひと言が、この空間の中でいうことができたり、言いそびれてしまったことを思い出し確認したりするなど、患者さんの想いを発信する場でもあります。

リピーターとなっていただくためには、受付（あるいはＨＣ）が、こうした些細な患者さんの言動から洞察力を高め、患者さんから得られる情報を元に、歯科衛生士・主治医へのサポート体制がなされることで、患者満足度を高めていくことが可能です。

なお、この点については、第6章の「クレームへのリスクヘッジ」にもつながっていきますので、合わせて活用してください。

「患者さん観察シート」の活用は、毎回の記入ということではなく、患者さんの様子から気になる点などがあった際に記入していきます。主に受付（またはＨＣ）と主治医・歯科衛生士が記入しますが、術者は患者さんの治療直前、受付は診療の前後に、毎回必ずチェックし、その情報を共有し、連携を深めます。必要に応じて、ミーティングで報告し、クリニック全体で共有していくことをおすすめします。

# 第6章

# クレームへのリスクヘッジ

# 1 時間の経過の中で増幅する感情がクレームを招く

患者さんが訴えるクレームの多くは、突発的なものよりも、むしろ時間の経過の中で増幅する感情の延長線に生じることが多くあります。

クレームへのリスクヘッジを考えるにあたって、日常的な患者さんへの洞察を通して、些細な変化に気づき、効果的な質問を投げかけることによって、患者さんの心理状態を把握することが大切です。

患者さんの心理状態を把握し、患者さんの状況に合わせた効果的な対応、効果的なアプローチをしていくことで、クレームを回避することができます。

患者さんの不満は、その表現方法がそれぞれ異なります。

・強い口調で周囲を気にせず大きな声で訴える患者さん
・怒りの感情や不満気な表情を出しながら訴える患者さん
・表情にはまったく出すことなく、最後まで黙って不満を抑制している患者さん

そこには、さまざまな患者さんの不満の表し方があります〔図表18参照〕。

患者さんを理解していくにあたって、強く訴える患者さんは、その心理状態を敏感に

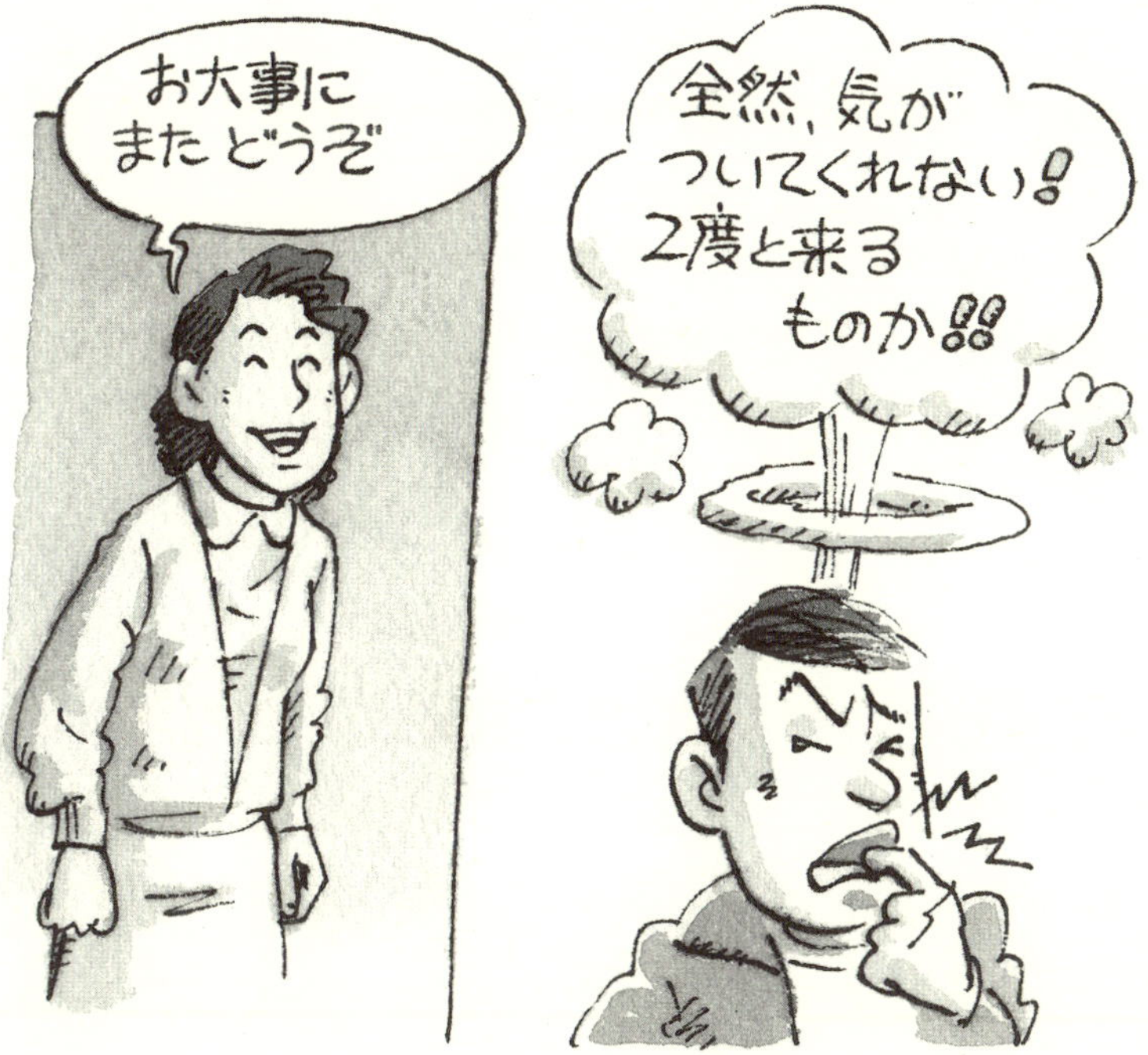
お大事に
またどうぞ
全然、気が
ついてくれない！
2度と来る
ものか!!

キャッチすることができますが、不満を表現しない患者さんの場合、こちらがその不満に気づかないですすんでしまうことが多々あります。気がつくと、いつの間にか患者さんは予約をキャンセルしたまま、その後も来院しなくなってしまった……ということも少なくないと思います。

　ここでは、そうした患者さんのリスクヘッジ、とくに日本人にもっとも多いタイプでもある「患者さんの行動傾向」〔図表19〕に示した③の患者さんの対応と、効果的なクレームへのリスクヘッジについて触れていきます。

# 2 患者さんの見えなかった不満に気づく

主治医や医療従事者に気づかい、協調的な患者さん。こうしたタイプの患者さんの多くは物静かで、自らの気持ちを抑えて主治医に従っていく傾向にあります。一見、何も問題なく通院してくれるリピーターと、認識してしまう患者さんです。

こうした患者さんに〝不満〟が生じたとき、その心理状態はどのようになっていくのでしょうか。そして、時間の経過とともに、患者さんはどのように感じ、どのような反応を示すのでしょうか。

その時間の経過の中で、私たちは迅速に患者さんの心理状態をキャッチするには、どのような配慮が必要なのでしょうか。前章と同様に、心理学・行動科学的観点から追っていくことにしましょう。

患者さん（佐藤さん）は50歳代の主婦です。

5－7ブリッジの2次カリエスが認められたために、再治療を行うことになりました。

他にも、全体的に歯周病が進行している状況が認められたことから、その旨、患者さんに説明し、治療にとりかかることになりました。

歯周病ケアは歯科衛生士が担当し、治療は歯科医師が担当するということで、それぞれ別枠で予約がとられています。

ある日、急患が入った上に、難しいケース（治療）の患者さんが重なり、予約時間が大幅に遅れ、待合室は大変混み合った状況になってしまいました。

一方、歯科衛生士の歯周病予防の患者さんにはキャンセルが出たため、歯科衛生士はフリーの状態です。前回は「次回は、ブリッジの形成と印象採得、仮歯の作成をする」ことを説明されたにもかかわらず、このような状況から、この日は歯周病のケアになってしまいました。

次の事例は、ドクター（歯科医師）と佐藤さん（患者さん）との会話です。

ドクター「いや〜、佐藤さん、お待たせしましたね。今日は混み合っちゃって、お待たせして悪かったですね」

佐藤さん「**いいえ、大丈夫です。私なら時間がありますから**」

ドクター「（カルテを見ながら）あっ、そうか、きょうはブリッジの形成だったね」

佐藤さん「はい、前回、ここの治療をしていただけるというお話をうかがっています」

ドクター「そうか……（歯科衛生士が患者さんキャンセルのためフリーであることに気

づく）佐藤さんの場合、新しいブリッジを入れるにあたっても、歯周病のケアはとても大切なんです。きょうは、先に歯周病のケアにしましょうか。治療をするにもそのほうが理想的ですし。いいですか？」

佐藤さん「（今日は、治療ということになっていたはずなのに）**はい……わかりました**（こんなに待っていたのにやってもらえないなんて。でも、嫌とは言いにくいし……）」

ドクター「次回は、じっくり時間をとってやりますからね」

佐藤さん「はい……お願いします」

臨床の場では、さまざまなハプニングに遭遇します。治療も思うように流れないというのが現状です。さて、このような状況の中で、この患者さんは、この後、何を感じ、どう思うのか、どのような心理状態になり、起こりえる行動とは……などについて、少し詳しく解説をしていきましょう。

この患者さんは、物静かで穏やかで、どの行動傾向の患者さんよりも忍耐強いという特徴をもちます。普段から積極的な発言を控え、他者に気づかい、ペースを合わせてくれる患者さんです。

人はプレッシャーの状況下において、さまざまな反応（無意識的行動）をとります。ある人は攻撃的になり、ある人は回避するといった反応です。

この行動傾向（③）の患者さんの場合、プレッシャーの状況下におかれた反応としては「自己抑制」「我慢」「追従」という反応を起こします。理由は、摩擦や衝突を嫌い、常に対人関係は安定した状態でありたいという願望を根底にもっているからです。ハプニングが生じた際は、我慢することでその場の安定をはかります。

患者さんは、主治医が困っている様子を理解しています。患者さんの本意は治療をしてもらいたいというものであったにもかかわらず、主治医との関係性、置かれた状況を悪くしないために、自らの気持ちを抑制して主治医の提案（治療から予防へと転換）に従うことで、関係性を維持しようとする心理的防衛が働いています。

しかし、この気持ちの抑制は、自分の気持ちとは矛盾した行動をとってしまうことにもつながります。ここに、心理的なストレスが発生します。患者さんは不満を訴えないので、一見、納得したかのように思いがちですが、抑制した感情は消失するということはありません。

自らの気持ちと矛盾した行動は、さまざまな思いを引き起こします。

患者さんはクリニックを出て、帰宅途中にさまざまな感情や思いがこみ上げてくることが予測されます。

「あの時、私なら時間があるから大丈夫なんていわなければよかった」

「本当は早く治してほしかったのに……あの時、こういえばよかった」
「私だけが犠牲になってしまったのかしら」
「強く訴える患者だったらやってもらえたのかしら」
……など、さまざまな思いに耽ってしまいます。

一方、そうはいうものの、その気持ちを訴えることで主治医に嫌な思いにさせてたり、ギクシャクした関係になってしまうことを恐れる思いも派生します。

このような心理状況の中、再び来院して、その先も何度も気持ちを抑制する場面に遭遇したなら、患者さんは最後まで何も訴えることなく、静かにクリニックを去ってしまうことが予測されます。

このような行動傾向の患者さんは、本人が強く訴えることはありません。しかし、その周囲に存在する重要他者（配偶者や家族など）から、間接的にクレームがくることがあります。クリニック側では、クレームを聞いて初めて気づいたということも珍しいことではないでしょう。

ではここで、最悪な状況を回避するために、同じケースを再度、患者さんの行動傾向に配慮して、心理情況を考えながら、コミュニケーションをはかることにしましょう（ただし、状況は変わりません。主治医は治療を次回に延ばす提案を、患者さんにお願いすることを前提にします)。

ドクター「佐藤さん、お待たせしました。本日は混み合ってしまってすみませんでしたね」

佐藤さん「いいえ、大丈夫です。私なら時間がありますから」

ドクター「そういっていただけるとありがたいです(カルテを見ながら……そうか、きょうはブリッジの形成だったか)。

　本日の治療は下のところの治療でしたね。少々時間がかかることをお話ししたかと思いますが……」

佐藤さん「はい、そううかがっています」

ドクター「歯周病のケアもすることになっていましたが、予約はいつになっていますか?」

佐藤さん「来週の月曜日です」

ドクター「そうですか……本日は治療予定でしたが、**今現在、その部分で佐藤さんが困っていることはありますか?**」

佐藤さん「いいえ、今のところはとくにないですが……」

ドクター「これは僕からの提案なんですが、佐藤さんのケースはじっくりと時間をかけたい治療なのです。正直申し上げまして、本日の混み具合は予想外でした。

どうでしょうか、本日は先に歯周病のケアを歯科衛生士にしてもらって、次回、治療をしていただくということでは?」

佐藤さん「私は結構ですよ。先生にお任せします」

ドクター「ご理解をありがとうございます。**変更することで、何かご心配になることや気になることはありますか?**」

佐藤さん「そうですねぇ……治療を後回しにすることで、もっと悪くなることはないのでしょうか?」

ドクター「ご心配には至りません。ずっと期間を空けるということではなく、来週には拝見させていただきたいと考えてます」

佐藤さん「先生がそうおっしゃるならかまいません」

ドクター「ありがとうございます。新しいブリッジを入れるにあたって、歯周病ケアはとても大切です。本日は、歯の清掃をよくやってもらってください。また、佐藤さんのほうでも、歯のケアに関して疑問な点などがありましたら、ぜひ、歯科衛生士に聞いてみてください」

佐藤さん「はい、わかりました」

患者さんの行動傾向を念頭に入れたコミュニケーションは、お互いの信頼関係をより高めていきます。

ここでの会話のポイントとしては、まず主治医は、患者さんの症状の様子を確認し、

**「今現在、その部分で佐藤さんが困っていることはありませんか？」**

と質問した上で提案（治療を次回に変更する）をしていました。こうした提案になびいてしまうのが、この患者さんの行動傾向の特徴でもあります。

しかし、それは患者さん自身が本当に「ＹＥＳ」といっているとは限りません。ここでは、患者さんの本意を理解するために、主治医は、

**「変更することで、何かご心配になることや気になることはありますか？」**

と、患者さんへのフォローを忘れませんでした。

患者さんの奥底に存在する気持ち（心配なこと）にも触れ、それを解決する（回答）ことで、確実に患者さんは安心して前にすすむことができます。

患者さんの問題を置き去りにしてすすんでいくことで、さらに別の問題が生じていきます。問題がふくらんでいくことで、患者さんのドロップアウトを招きます。

小さな問題への解決への姿勢を積み重ねることで、ハプニングに対応することができるのです。それは、患者さんにとって安心できる快適な治療へとつながっていくといっても過言ではないでしょう。

# 第7章

# 効果的なクレーム対応はこうする

## 1 相手の感情に巻き込まれない姿勢とは……

生じてしまったクレームは仕方ありません。しかし、クレームを通して的確な対応をとることで、そのクレームがチャンスにさえ変わります。俗にいう「ピンチをチャンス」に変えるのです。

ここでは、クレームに直面し、それを効果的に対応するコミュニケーションについて触れていくことにします。

そもそも人は感情をもつ生き物です。相手から怒鳴られたり、怒りの感情をぶつけられたなら、誰でも反応してしまうものです。

「そんなこといわれても、あなたも悪いじゃない」

「そこまでいわれる筋合いはないわ」

などといった思いからくる〝苛立ち〟や〝嫌悪感〟。また、「どうしよう、うまく対応できないかもしれない」「どうなってしまうのだろう」などといった〝不安〟をもってしまうことがあります。

ここで気づいていただきたいことは、このような感情が高まってくるということはすでに、相手のペースに巻き込まれてしまっている、という状態にあるということに気づくことです。

　このような好ましくない感情を強くもって相手に接してしまいますと、その状態は確実に相手にも伝わっていき、悪循環の関係性が生じます。

　クレームが生じた際、まず自らが「何を目的にするか」といった意識を強くもってみてください。そこから、自然に相手への対応が変わってきます。

「何を目的にするか」――その多くは、患者さんと言い争うことではないはずです。患者さんの怒りを静め、再びより良い関係性の構築をしていく中で、より好ましい問題解決に向かうことが、目的なのではないでしょうか。

　そのためには、自らが患者さんの感情に巻き込まれることなく、「何をしたらよいのか」「何をしてはいけないのか」ということに意識を向け、常に客観的かつ冷静な姿勢が求められます。そうはいうものの、頭の中では理解していても、実際は簡単にできることではありません。

　次項のケースに取り上げたコミュニケーションを通して、その対応を学んでいくことにしましょう。

# 2 怒りをぶつける患者さんのケースでは……

患者さん（山田さん）は50歳代の男性で、会社員です。職場でも重要なポジションにあり、バリバリと働く一方で、部下を動かす行動的な患者さんです。

職場に近いということから、クリニックには最近来院した患者さんです。

現在、2┼2の治療中で、仮歯が入っている状態です。

この患者さんは、本日は、午後から重要な会議が入っています。そんな時にハプニングは起こりました。昼食をとっている最中、仮歯が脱落してしまったのです。すぐに通院しているクリニックに連絡をとります。

しかし、不運なことに、主治医は学会のため不在。歯科衛生士たちは資料整理のためにクリニックにいたのですが、歯科医師が不在ということで、患者さんの仮歯を装着するわけにはいきません。

そのような状況の中で、患者さんは激怒してしまいました。

次の会話は、山田さん（患者さん）とＤＨ（歯科衛生士）との間で交わされたものです。

**＜会話①＞**

診療室に電話が鳴り響く……。

D　H「お電話ありがとうございま……」（挨拶の途中に）

山田さん「（急いだ様子で）ああ、山田だけど。先日、入れてもらった仮歯とれちゃったんだよね。今から行くからつけてもらえるかな」

D　H「はぁ、大変申し訳ありません。本日は院長が不在でして……」

山田さん「ええ?!……じゃ、くっつけるだけでいいよ。衛生士の人でいいから！」

D　H「大変申し訳ありません。実は、歯科医師の下でないと、そのような治療行為はしてはいけないという法律がありまして……」

山田さん「困るんだよ！　こっちも午後から大事な会議があってプレゼンしなきゃいけないんだから！　なんとかしてよ！」

D　H「はい…」（患者さんの強い口調に、どうしていいのか戸惑っている様子）

山田さん「着けてくれるんでしょ?!」

D　H「（言葉が詰まってしまう）ええ、すみません。それが……」（話をさえぎるように）

山田さん「こっちが困ってるんだからさ！　何とかしてもらえないかな！」

D　H「はい、本当にすみません。けれども……」

山田さん「前歯なしで人前に出ろというのか?! 対処できなきゃ、歯医者を変えるよ！」

ＤＨ「ご迷惑をおかけしまして大変申し訳ありません。私どもも何とかしたいのですが、あいにく、本日は院長が不在でして」(話の途中で)

山田さん「時間がないんだ！ もういい！」(ガチャッと、突然電話を切ってしまいました)

普段はていねいな対応ができている歯科衛生士でも、このような状況の中で患者さんから強い口調でいわれてしまうと、緊張してしまい、言葉が詰まってしまうという意見を多く聞きます。

歯科医療現場では、想定しないさまざまなハプニングが起こるものです。こんな時の効果的な対応を身につけていきたいものです。

前述のとおり「人は感情をもつ生き物」です。このような場面で、患者さんから浴びた言動から、緊張し、恐怖や不安を抱くのは無理もありません。しかし、患者さんを客観的に理解すれば、患者さんの抱く「怒り」は、その患者さんによって表現方法が異なるということをすでにお話してきました。このように強い口調で「怒鳴る」患者さんだけが、非常に強く怒っているということではないのです。

この患者さんの場合の「怒り」の表現方法が、単に「怒鳴る」ということで表している

〔図表22〕　相手の感情に巻き込まれている自分に“気づく”

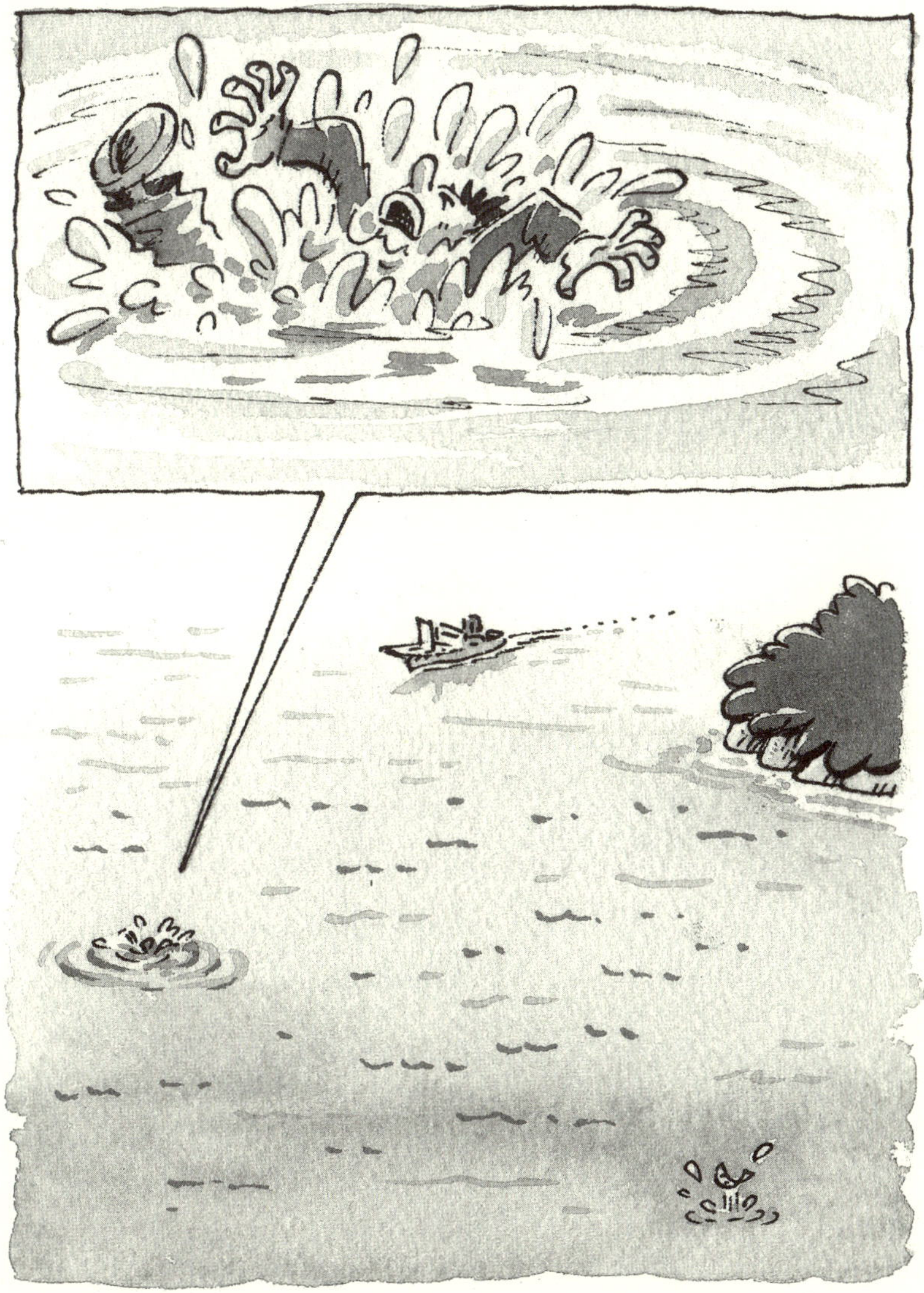

だけですので、まずは、そのことを認識し、状況に巻き込まれない冷静な自分を確保していくことが大切です。

具体的には、セルフコントロールです。「患者さんが怒鳴っているのは、その患者さん独特の表現方法なのだから、患者さんの感情に巻き込まれず、いつものように落ち着いて……」と自分にいってあげることです。

相手に巻き込まれている状態とは、イメージに置き換えると、大海の渦の中に巻き込まれている状態です。渦の中に巻き込まれている自分は、海の深さが深いのではないかといった恐怖、周りには何も見えないといった不安、さらに、この先、どうなってしまうのだろうといった不安が、ますます緊張を高め、いつもは上手に泳ぐことができる人でも、パニックになってしまうことでコントロールを失います。

ところが、その状況を空の上から見てみると、海の深さは思ったよりも浅く、渦の周りの波は穏やかになっており、少し離れた所には島があることが見えたりします。つまり、気持ちの動揺からは、見えるものが見えなくなってしまい、ますます緊張を高めてしまっていくのです。

空の上から見るということは、客観的な立場になるということです。冷静かつ客観的に状況を見ることで、その状況を全体的に把握することができ、渦に巻き込まれることを防ぐと同時に、気がつかなかったことが気づくようになります〔図表22〕。

## 3 心理分析を通した効果的なクレーム対応

さて、ここでの患者さん（山田さん）の行動傾向にもとづき、歯科衛生士自らが気持ちをコントロールした上での効果的な対応について、触れていくことにしましょう。

この患者さんを観察すると、口調も強く、時に乱暴な言い回しをしています。つまり、体裁を気にせず、気持ちを率直に吐き出しているのがうかがえます。歯科衛生士の話を最後まで聞くこともなく、話の途中でも割り込んでいるのが特徴的です。

こうした行動から見えることは、迅速に結論を求めたいという気持ちが根底に存在するための無意識的な行動といえます。患者さんは、何らかの提案・対処を迅速に求めているのです。しかし、それがなかなか対処してもらえないために、苛立ちがさらに増していったのでした。

このような背景の中、患者さんにとってもっとも嫌がる相手の行動とは、くどくどとした説明や理由を話されることです。

一方、歯科衛生士にとっては、こちらの状況（院長不在のため患者さんを診れない）を理解してもらいたいがために話をしようとしますが、こうしたタイプの患者さんにとっては重要ではありません。かえって、はっきりした回答を示さないことに苛立ちを感じてしまっています。

このように「患者さんにとっての嫌悪感」に触れてしまうと、反応が起こります。この患者さんの場合は「時間がないんだ！　もういい！」といい、さらに怒鳴りながら電話を切ってしまいました。

それでは、こうした患者さんへの効果的な対応を、実際の会話を通じて説明していくことにしましょう。

次の会話例は、山田さん（患者さん）とＤＨ（歯科衛生士）とが交わしたものです。

**＜会話②＞**

診療室に電話が鳴り響く……。

ＤＨ「お電話ありがとうございま……」（挨拶の途中に）

山田さん「（急いだ様子で）ああ、山田だけど。先日、入れてもらった仮歯とれちゃったんだよね。今から行くからつけてもらえるかな」

ＤＨ「大変申し訳ありません。本日は院長が不在ですので、こちらでは治療することができなくなっております（山田さんのカルテを引き出し、治療内容を確認する）。とれてしまった仮歯は、前の歯ですね。大変お困りですね？」

山田さん「そうなんだよ。午後から重要な会議が入っていて、プレゼンしなくちゃいけないから、すぐにつけてほしいんだけど」

ＤＨ「申し訳ありません。法律上、歯科医師が不在の場合は、患者さんのお口を触ることを許されません。代わりに、当クリニックの隣のビルのデンタルクリニックＡにお願いしてみます。院長とはとても親しくさせていただいている先生で、以前にも患者さんをお願いしたことがあります。５分以内に、折り返しご連絡させていただきますが、よろしいですか？」

山田さん「わかった！　じゃ、時間もないことだし、そちらの方向に向かっていくよ」

（ＤＨは患者さんの携帯番号を確認し、一度、電話を切ってデンタルクリニックＡに連絡をとる）

ＤＨ「お待たせいたしました。本日は、応急処置となりますが、今、すぐに診ていただけるそうです。場所は……（説明する）」

山田さん「了解！　助かったよ。ありがとう！」

ＤＨ「大変ご迷惑をおかけしましてすみませんでした。次回のご予約の日にお待ちしております。お大事に……」

会話①と比較して、対応のポイントがご理解いただけたでしょうか？

会話②での歯科衛生士の対応では、患者さんの求める回答を優先して行動していきました。患者さんの状況を把握した際、まず迅速に患者さんの困った問題を解決するために、他のクリニックへの支援を求め、患者さんをナビゲートしていったわけです。

この患者さんにとっては、今、起こった問題（仮歯の脱落）を解決するための方法を知りたいのです。

クレームの多くは、「起こったこと」に対する相手の対応・姿勢に対して、満足のいかないことがあげられます。歯科衛生士の迅速な判断と的確な行動は、少なくとも患者さんのクレームに対する感情を和らげました。

人は全能ではありません。歯科治療におけるさまざまなリスクはつきものです。こうしたリスクを抱える中で、起こりえる患者さんのクレームに直面化したことを設定し、効果的な対応をクリニック全体で考えていくことは、非常に質の高い医療のあるべき姿であると考えます。

## 4 緊急時のパフォーマンス・シートの作成とロールプレーイングの実施

緊急時に備えて、医院全体として、普段から対処行動やルールを取り決めておくことは重要です。

それでは、ここでスタッフが迅速かつ的確な行動をとれるためのパフォーマンス・シートについてご紹介しましょう〔図表23〕。

パフォーマンス・シートとは、起こりえるハプニングを想定して、あらかじめ、どのように的確かつ迅速に行動していくかということを、シミュレーションにもとづいて作成していくものです。クリニック内の、誰が見ても一目瞭然というような行動の順序を示していきます。

プレッシャーの状況の中での行動は、頭では理解されていても、いざとなるとなかなかうまくいかないものです。

作成した「パフォーマンス・シート」は、クリニック全体で共有し、意識の統一を心がけることです。そして、緊急時に備えて、院内ミーティングなどの場を活用してロールプレーイングを行うのもいいでしょう。

〔図表23〕　緊急時に備えたパフォーマンス・シート

院長不在時の対応（歯科医師不在時の対応）

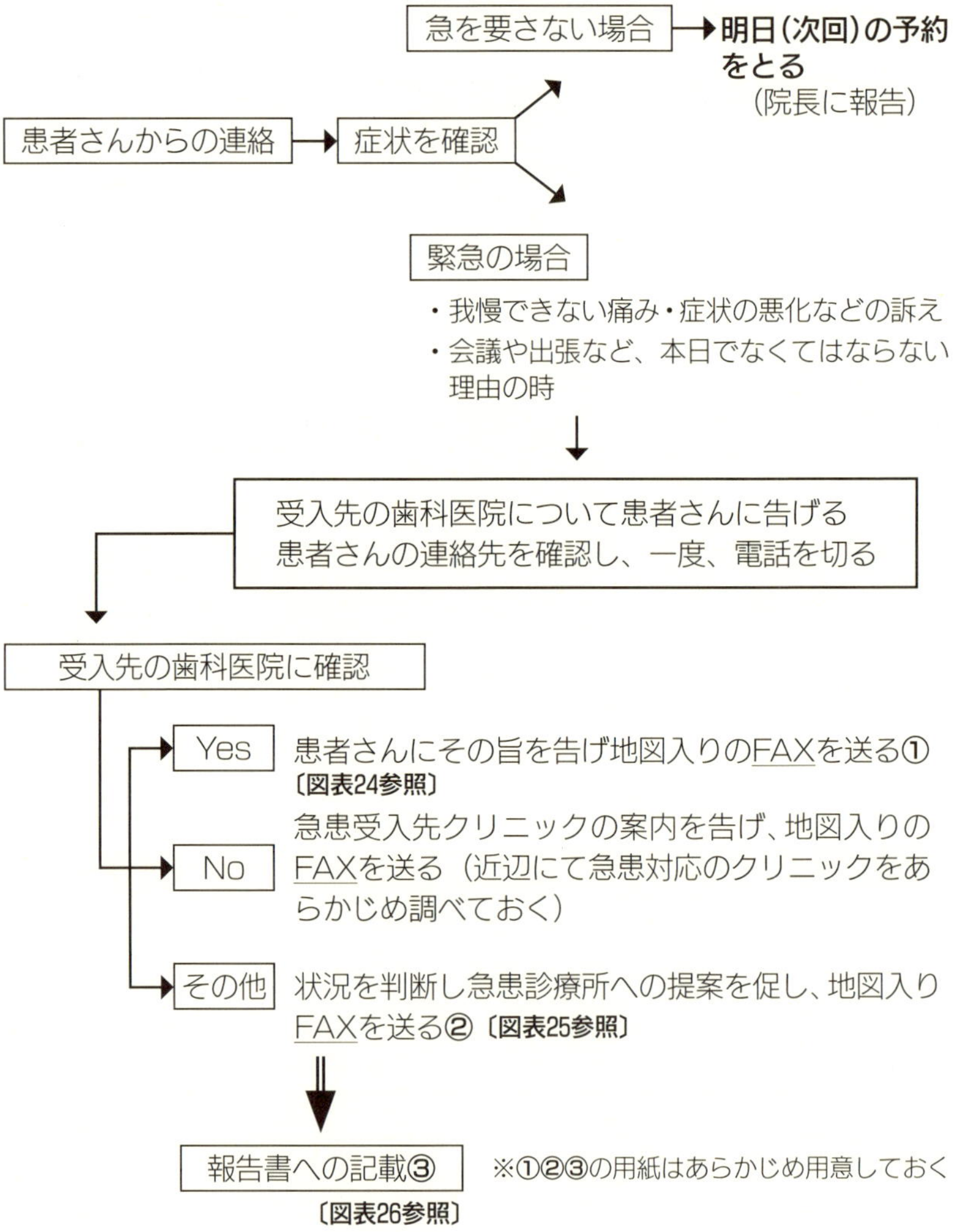

## 〔図表24〕　ＦＡＸ記載例①

**Facsimile**

＊この用紙を含めて　１　枚です

2008年12月11日

**受信者**：**山田　隆様**

Ｔｅｌ：０４５－９１３－０００７

Ｆａｘ：０４５－９１３－０００７

**送信者**：ミズキデンタルオフィス　（担当者：**中村**）

Ｔｅｌ：０４５－１２３－４５６７

Ｆａｘ：０４５－１２３－４５６８

＊＊＊＊＊＊＊＊＊＊＊＊＊＊＊＊＊＊＊＊＊＊＊＊＊＊＊＊＊＊＊＊

**通信欄**

とり急ぎFAXにて失礼申し上げます。
ご紹介申し上げました歯科医院のご連絡先と地図を下記の通りお知らせ申し上げます。

☆ **歯科医院名**：ホワイトデンタルクリニック
☆ **ご連絡先（Tel）**：０４５－１２３－１１２２

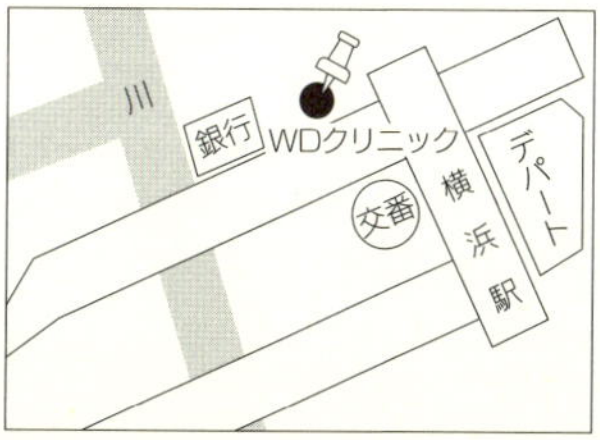


**＜ご連絡事項＞**
ホワイトデンタルクリニックからのお知らせです。
恐れ入りますが、保険証をご持参の上、**午後３時**にいらして下さいとのことです。

本日は、大変ご迷惑をおかけいたしまして申し訳ありませんでした。
次回の当クリニックへのご来院は**12月15日**に承りました。
お待ち申し上げております。
どうぞお大事になさって下さい。

（太字は担当者が記入）

〔図表25〕 ＦＡＸ記載例②

Facsimile

＊この用紙を含めて　1　枚です

2008年12月11日

**受信者**：山田　隆様

Ｔｅｌ：０４５－９１３－０００７

Ｆａｘ：０４５－９１３－０００７

**送信者**：ミズキデンタルオフィス　　（担当者：中村）

Ｔｅｌ：０４５－１２３－４５６７

Ｆａｘ：０４５－１２３－４５６８

＊＊＊＊＊＊＊＊＊＊＊＊＊＊＊＊＊＊＊＊＊＊＊＊＊＊＊＊＊＊＊＊＊＊＊

**通信欄**

とり急ぎFAXにて失礼申し上げます。

ご紹介申し上げました急患診療所のご連絡先と地図を下記の通りお知らせ申し上げます。

☆ **ご連絡先（Tel）**：045－123－7878

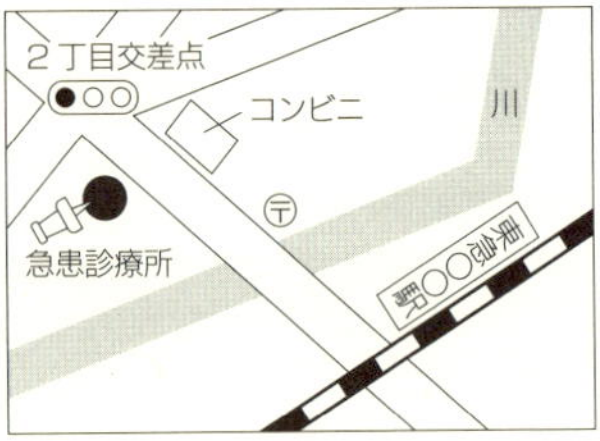


**＜ご連絡事項＞**

本日、保険証をご持参の上、下記の時間帯に来院されて下さい。

休日（日曜日・祝日）：10：00～16：00

夜間（毎夜間）　　　：19：00～23：00

本日は、大変ご迷惑をおかけいたしまして申し訳ありませんでした。

次回の当クリニックへのご来院は12月15日に承りました。

お待ち申し上げております。

どうぞお大事になさって下さい。

（太字は担当者が記入）

〔図表26〕　**報告書記載例**

## 報　告　書

＊この用紙を含めて　1　枚です

2008年12月11日

記入者：**中村**

**報告内容**

**本日、１２：１０に山田隆様からご連絡が入りました。**
**昼食時に、治療中の上顎前歯部分の仮歯が脱落したという主訴です。**
**午後から会議にてプレゼンテーションがあるため、迅速な対応を望まれていらっしゃいました。**

**対　応**

**緊急時の対応といたしまして、ホワイトデンタルクリニックに問い合わせたところ、応急処置をお引き受け下さいましたので、患者さんに来院していただきました。**

**１５：０５、ホワイトデンタルクリニックにお礼のお電話をしたところ、患者さんは無事処置をしていただけたとのことでした。**

**次回の予約**

**当クリニックへの次回の来院は12月１５日となっております。**
**よろしくお願いします。**

＊＊＊＊＊＊＊＊＊＊＊＊＊＊＊＊＊＊＊＊＊＊＊＊＊＊＊＊＊＊＊＊＊＊

**備　考**

**夕方、山田様の携帯にお電話を入れてみましたところ、問題なく会議には間に合ったそうです。穏やかな口調で「助かったよ」とおっしゃっており、とくに問題はありませんでした。**

**以上、ご報告いたします。**

（太字は担当者が記入）

起こりえるさまざまなハプニングを想定して、患者役とスタッフ役になって、体験的に学習することで、いざという時、その効果が発揮されます。

また、パフォーマンス・シートに記載されている「報告書」（図表26）にもとづき、クリニックの全員が共有することで、次回も患者さんの来院時に、スタッフの方々があたたかい言葉を投げかけることができます。

それは、患者さんにとっても、「自分の存在」と「大切に扱われていること」を再認識していただける結果となります。

報告書は、このような緊急時の対応だけではなく、日常の診療の中での患者さんの様子から感じとれたことや言動に関しても、まとめておくべきです。日々、積み重ねた内容をミーティングの際に話し合うことで、患者さんへの意識も高まります。

# 5 効果的なクレーム対応に向けて
## ～ロールプレーイングのすすめ方～

　ロールプレーイングを実施していくには、あなたのクリニックで実際に生じたトラブルに関しての事例が効果的です。慣れない段階でのロールプレーイングでは、無理に〝役割を演じる〟ことに意識が向き、現実として身に迫ってこないことが生じるからです。

　一方、実際に起こった患者さんのケースになると、その患者さんの特徴・言い回し・しぐさなどが手に取るように感じられ、自然にその出来事に直面化することができます。

　ここで大切なことは、クリニックの中で、勇気をもって積極的に事例を提供してくださった人には感謝の気持ちを示しましょう。生じたトラブルを提供してくれるということは、その人の中には生じた事実をしっかりと受け止め、問題解決に向けて直面しているといった状態です。クリニックで起こってしまった〝事実〟自体には害はありません。害があるとすれば、それをどのように考えてしまうかということです。

　もし、スタッフなど周囲の人びとが、その出来事自体に批判的な発言をしたなら、クリニックの組織向上を目指す目的から遠ざかってしまいます。ここでの目的は、あくまでもロールプレーイングを通して実践的かつ体験的に学び、今後、起こり得るトラブルを未然

### 〔図表27〕　クリニックでのロールプレーイング！　簡易的なすすめ方

1）トラブルケースを募集する
2）患者さんに何が起きたか?!　その状況を解説
3）ディスカッション
　・患者さんがトラブルに至った理由は何だったのか？（いつ頃から何が見えたか？）
　・患者さんの日ごろの言動から予測される行動傾向は？
　・行動傾向を考慮した上で、患者さんの想いや感情をどのように扱うのがよいか？　……etc.
4）患者役（トラブルケースを提供した者が患者役となる）と相手役を決める
5）ロールプレーイングの実践（可能であれば相手役を交代して、多くの人が体験する）
6）ディスカッション（ロールプレーイングを通して……）
　・対応のどこが難しかったのか？
　・どこが問題だったのか？
　・何に気づいたか？
　　（役柄本人と周囲の観察からの両者による意見交換）
　・好ましい対応とは？
　・次回の来院時、実際に患者さんにどのようにしたらいいか？
7）トラブルケースを提供してくれた人に感謝する

に防ぐこと、あるいはクレームに効果的に対応することで、クリニックの質の向上をはかることにあります。

　クリニック全員に、このような意識の統一をした上でロールプレーイングを始めましょう。

　こうした取り組みは、患者さんの疾患を診るだけではなく、患者さん一人ひとりを大切に想う姿勢、理解する姿勢につながり、〝全人的医療〟が実現していくことになるでしょう〔図表27〕。

## ●おわりに

私、水木さとみは、長年、心理カウンセリングを通して、多くの人びとと接する機会をもたせていただき、そこからさまざまなことを学ばせていただきました。

人は、ものの見方・考え方・とらえ方・認識の仕方がそれぞれ違います。人と人の「違い」は「違い」であって、けっして「間違い」ではありません。人との違いから、私たちは多くのことを学ぶことができ、人間力を高めていくことが可能です。そして、人と人は必ず理解し合える――そう思っています。

お互いに理解し合える心、そこにコミュニケーションが存在します。
コミュニケーション、それは、相手を理解するためにあります。
コミュニケーション、それは、自らの想いを伝えるためにあります。
コミュニケーション、それは、心と心の架け橋を築き上げます。
コミュニケーション、それは、互いに響き合うためにあります。
コミュニケーション、それは、自分を変え、人を変えていきます。

コミュニケーション、それは、新たな発見と可能性を見出します。

心の歯科医療を目指して、ホスピタリティに富んだコミュニケーションを展開していくにあたって、今後も歯科医療に携わる多くの方々とともに歩んでいけることを切に願ってやみません。

本書を最後まで読んでくださいました皆様へ、そして、このような素晴らしい執筆の機会を与えてくださいましたクインテッセンス出版㈱の歯科医院経営編集長村岡廣介氏、江森かおり氏に、この場をお借りして感謝申し上げます。

水木　さとみ

**〔著者のプロフィール〕**

**水木　さとみ**（みずき　さとみ）

医学博士、心理セラピスト、歯科衛生士。東京医科歯科大学大学院医歯学総合研究科頭頸部心身医学分野臨床講師。

法政大学社会学部、日本歯科大学付属歯科専門学校歯科衛生士科卒業後、渡米。帰国後、各種心理療法を修得し、横浜市立大学医学部口腔外科学講座、精神医学講座にて研修、医療現場にて患者さんに向けてカウンセリングを実践。同大学より医学博士の学位を授与。また医療・企業・一般に向けて、心理学・行動科学にもとづいたコミュニケーション、ならびに心身医学にもとづいたストレスマネジメント、アンチエイジングに関するセミナーや講演を数多く行い好評を得ている。最近では、ソフト開発にも力を入れるなど意欲的に活動している。

**〔連絡先〕**

㈱メディカルヒーリング研究所

TEL：045-410-4817　　　FAX：045-410-4819

E-mail：mizukis@mc.neweb.ne.jp

http://www.mizuki-satomi.jp/

**〔歯科医院経営実践マニュアル〕**

心理セラピストが贈る魔法のコミュニケーション

---

2008年3月10日　第１版第１刷発行

著　　者　水木《みずき》　さとみ

発 行 人　佐々木一高

発 行 所　クインテッセンス出版株式会社

東京都文京区本郷３丁目２番６号　〒113-0033

クイントハウスビル　電話(03)5842-2270(代表)

(03)5842-2272(営業部)

(03)5842-2280(編集部)

web page address　http://www.quint-j.co.jp/

印刷・製本　サン美術印刷株式会社

---

©2008　クインテッセンス出版株式会社　　禁無断転載・複写

Printed in Japan　　落丁本・乱丁本はお取り替えします

ISBN978-4-7812-0003-3　C3047

定価はカバーに表示してあります

歯科医院経営実践マニュアル

医療者としてのライセンスがなくても、マネジメント・接遇・増患アイデアのスペシャリストなら、
活力ある医院づくりに間違いなく貢献する。

第8弾

# 歯科助手が患者様を増やす

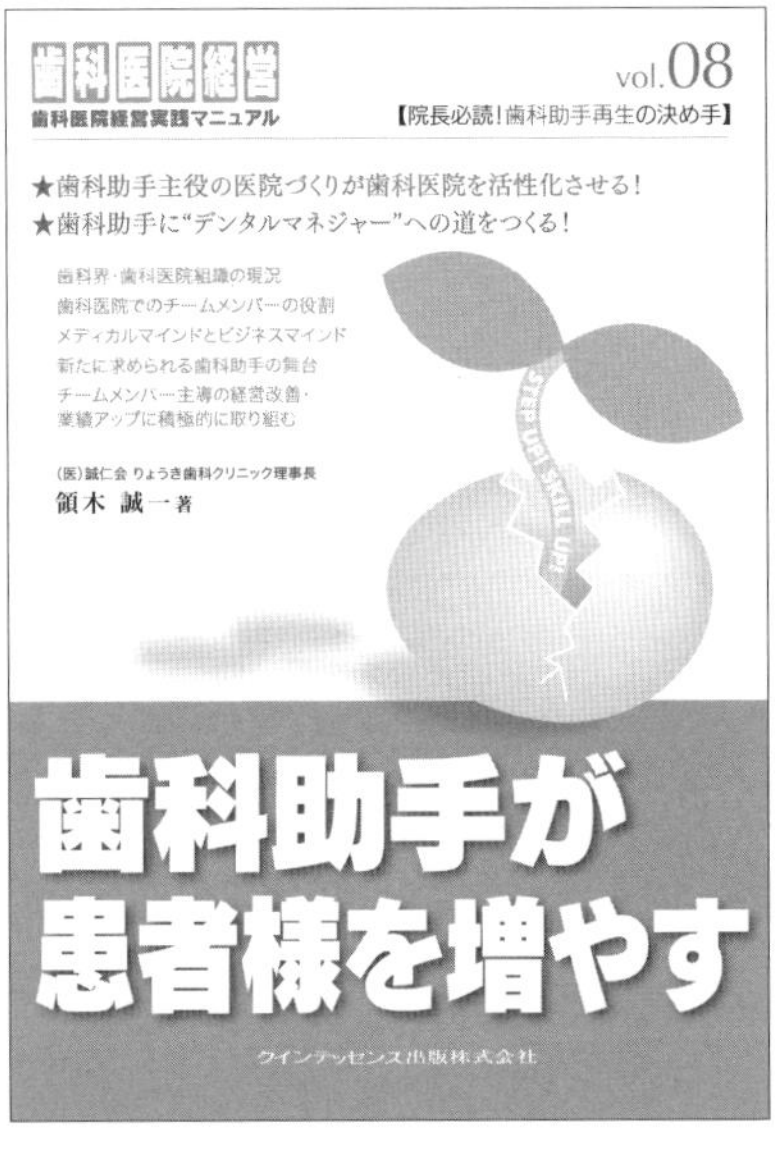


★ もくじ ★

**第1章　歯科界・歯科医院組織の現況**
歯科助手に夢とやりがいを!
歯科医院で求められるスキルとは
ビジネスマインドの高い人材こそ必要!
主役となれる舞台づくり、適切な評価を!
歯科助手がリーダーとして活躍する!

**第2章　歯科医院でのチームメンバーの役割**
求められるチームメンバー像(院長から見た)
求められる職場環境(チームメンバーから見た)
性格・タイプによる適材適所の活用を!
〝コーチング〟でチームメンバーの力を引き出す
チームメンバーに対する愛情がチームメンバーとの信頼関係を築く

**第3章　メディカルマインドとビジネスマインド**
メディカルマインドとビジネスマインドのバランス
医療従事者としての心構え(ディズニーランドから学ぼう)
チームとしての心構え
歯科医院が利益を出さないといけないワケ
患者様満足度の前にチームメンバー満足度を上げる
リーダーシップを育成するには

**第4章　新たに求められる歯科助手の舞台**
インフォームドカウンセラーとは何をするの?
カウンセリングにおける注意点
当院インフォームドカウンセラーからのメッセージ｜元土肥しおり｜
クオリティーマネージャーとは何をするの?
当院クオリティーマネージャーからのメッセージ｜川田　桜｜
チームメンバーを生かす風土づくりが先決!

**第5章　チームメンバー主導の経営改善・業績アップに積極的に取り組む**
歯科医院にISO9001システムを導入する
ISO9001の導入が難しければ、その考え方をモチーフにする
コミュニケーションが組織効率をアップする
NLP(神経言語プログラミング)を用いたコミュニケーション｜黒飛一志｜
ミーティングで即断即決の習慣を身につける!

**領木誠一**(医)誠仁会りょうき歯科クリニック理事長・歯科ネットワーク会代表

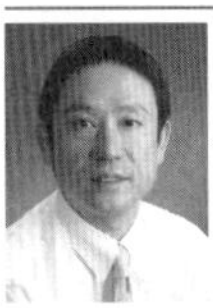

1988年、城西歯科大学(現・明海大学歯学部)卒業。1993年、りょうき歯科クリニック開設。1995年、医療法人化。「患者様満足度を高めるため、患者様側に立った医療サービスを常に追求する」を診療所の理念に掲げ、スタッフともども、日々研鑽に努めている。2002年3月に「ISO9001-2000年版」を取得。同年、ISO9001の普及を目指し、歯科ネットワーク会を組織し、代表を務める。歯科医療の最先端技術を集積すべく「日本先端技術歯科センター」に参画。副センター長に就任。

●サイズ:A5判　●168ページ　●定価:2,100円(本体2,000円・税5%)

クインテッセンス出版株式会社
〒113-0033　東京都文京区本郷3丁目2番6号　クイントハウスビル
TEL. 03-5842-2272(営業)　FAX. 03-5800-7592　http://www.quint-j.co.jp/　e-mail mb@quint-j.co.jp

歯科医院経営実践マニュアル

スタッフ育成の実践ステップとコツを事例で語る!

第10弾

# スタッフの早期戦力化とやる気を高めるコーチング技法

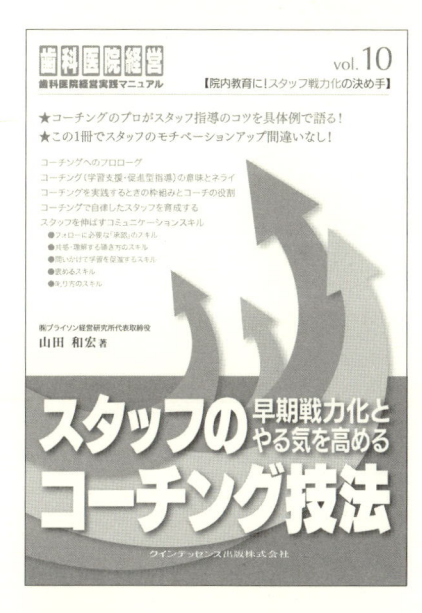


★ もくじ ★

**第1章　コーチングへのプロローグ**

人は思いどおりにならないもの
スタッフにギャップ(思いどおりにならない)を感じるとき
人材育成とは、期待と現状のギャップを縮めていくこと
院長はスタッフの現状に満足していてはならない

**第2章　コーチング(学習支援・促進型指導)の意味とネライ**

コーチ(Coach)の語源は「馬車」の意
コーチングはスタッフの自律学習を重視する
「学習」が人を変える!
学習効果の高い経験を積ませる

**第3章　コーチングを実践するときの枠組みとコーチの役割**

スタッフ自身に「どうなりたいか」「どうすればなれるか」を考えさせる
コーチングの枠組み――学習に必要な3つの業務
コーチングの事例(1)――よい点を指摘し学習能力を高める
コーチングを図式化してみると……

**第4章　コーチングで自律したスタッフを育成する**

3つのタイプの〝仕事〟の違い
定型的な仕事とそのコーチングのポイント
革新的な仕事のコーチングのポイント
改善的な仕事のコーチング(課題形成)のポイント

**第5章　スタッフを伸ばすコミュニケーションスキル**

学習を促進するためにはスタッフに対するフォローが重要!
指導者はスタッフの「承認されたいという欲求」を満足させる
理解者になるためには「話し合い」が重要!
積極的傾聴で〝承認の欲求〟を満足させる

**山田和宏**(株)ブライソン経営研究所代表取締役

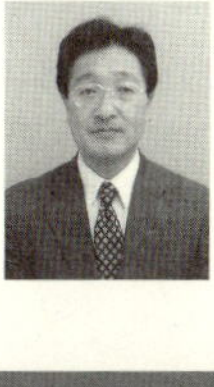

1989年、横浜国立大学教育学部教育科を卒業。中学校の教員を経て産業能率大学に入職。営業・開発・研究職に従事する。現在、同大学委嘱講師として、“モチベーションを科学する”(株)ブライソン経営研究所代表取締役として、経営コンサルティング、研修会の講師、あるいは教材の開発など、幅広い活動を展開中。とくに、人材育成・コーチングの指導には定評がある。

●サイズ:A5判　●168ページ　●定価:2,100円(本体2,000円・税5%)

クインテッセンス出版株式会社
〒113-0033　東京都文京区本郷3丁目2番6号　クイントハウスビル
TEL. 03-5842-2272(営業)　FAX. 03-5800-7592　http://www.quint-j.co.jp/　e-mail mb@quint-j.co.jp

歯科医院経営実践マニュアル

正しいマナーと敬語の使い方で一歩抜け出す!

第14弾

# 院内での正しいマナーとコトバづかい

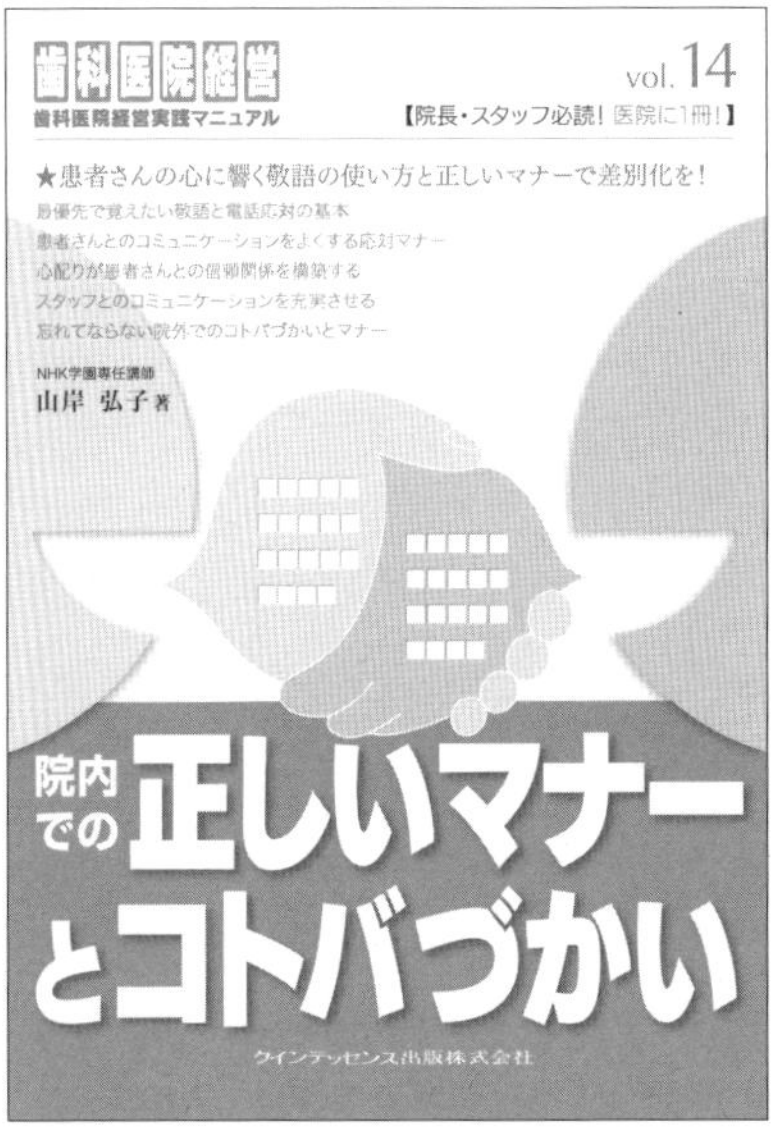


もくじ

**第1章　最優先で覚えたい敬語と電話応対の基本**

1　院内会話として最優先で覚えたい敬語
2　ワンランク上のあいさつを目指そう
3　院内での場面別覚えておきたい敬語
4　クッションコトバを上手に使う
5　電話の受け方・かけ方の常識

**第2章　患者さんとのコミュニケーションをよくする応対マナー**

1　よきコミュニケーションはよきマナーから
2　院内の音のチェックを忘れずに……
3　外見チェックのポイントと心構え
4　患者さんの信頼を得る診察室での応対マナー
5　自費診療をすすめる場合のポイント

**第3章　心配りが患者さんとの信頼関係を構築する**

1　患者さんの〝心の声〟を〝心の耳〟で聴く
2　スタッフの心配りが足りないNGワード
3　先生のNGワード　ここに気をつけよう
4　患者さんが感動したスタッフの気配り＜患者さんの声より＞
5　患者さんが感動した先生の気配り＜患者さんの声より＞

**第4章　スタッフとのコミュニケーションを充実させる**

1　スタッフは内部顧客であることを自覚する
2　先生方のスタッフへのコトバがけをチェックしよう
3　評価ではなく、気持ちをスタッフに伝える
4　スタッフがミスをしたときのコトバがけは
5　「叱る」― 山岸弘子の考え方

**第5章　忘れてならない院外でのコトバづかいとマナー**

1　患者さんの信頼を得る院外のコミュニケーション
2　患者さんの信頼を得るメールの活用法とマナー
3　弔事のときのコトバづかいとマナー

**山岸弘子**　NHK学園専任講師

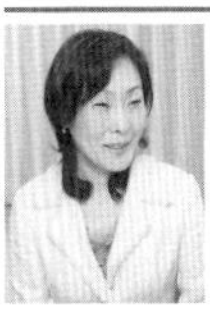

NHK学園で「美しい日本語」「話し上手は敬語から」講座を担当。歯科専門コンサルタント機関、㈲ファイナンシャルプラスで「患者さん対応ブラッシュアップ倶楽部」を主宰。現在、教育委員研修・教員研修・歯科医院研修・高校生研修をはじめ、㈱モリタの歯科衛生士フォーラム、各地の歯科医師会で話し方・敬語指導を行うなど、歯科界を含めた幅広い活躍をしている。主な著書に『読んで聴いてリズムで身につく敬語のケイコ』(日本実業出版社)『美しい日本語の書き方・話し方』(成美堂出版)『患者さんの心と信頼をつかむコトバづかいと話し方』(クインテッセンス出版)がある。

●サイズ:A5判　●192ページ　●定価:2,100円(本体2,000円・税5%)

クインテッセンス出版株式会社
〒113-0033　東京都文京区本郷3丁目2番6号　クイントハウスビル
TEL. 03-5842-2272(営業)　FAX. 03-5800-7592　http://www.quint-j.co.jp/　e-mail mb@quint-j.co.jp